GUIDE DE L'INFIRMIÈRE DÉBUTANTE
CONSEILS ESSENTIELS ET ÉTIQUETTE

Copyright

Copyright

Table des Matières

Introduction 1

Comprendre les rôles infirmiers 4

Compétences de base en soins infirmiers 9

Contrôle d'infection 13

Sécurité du patient 18

Communiquer avec les patients...23

Communiquer avec les familles 27

Communication d'équipe 31

Apparence et comportement professionnels 35

Gestion du temps et organisation 39

Éthique en soins infirmiers 43

Comportement envers les malades 47

Respecter la vie privée des patients 51

Sensibilité culturelle 55

Administration des médicaments 58

Documentation et cartographie 62

Thérapie IV et phlébotomie 66

La gestion du stress 71

L'équilibre travail-vie 74

Systèmes de support 77

Formation continue 80

Spécialisation et Certification 84

L'avancement de carrière 88

Comprendre le permis d'exercice d'infirmière 91

Naviguer dans les politiques du lieu de travail.........................95

Faire face à des patients difficiles 99

Résolution de conflit...102

Situations d'urgence 105

Faire face à la mort...108

Réflexion personnelle et commentaires 111

Rester motivé et passionné 114

Conclusion...117

Introduction

Bienvenue dans le monde épanouissant et dynamique des soins infirmiers ! En vous lançant dans ce voyage, vous entrez dans une profession qui est non seulement vitale pour les soins de santé, mais aussi profondément gratifiante sur le plan personnel. Ce livre, « Le guide de l'infirmière débutante : conseils essentiels et étiquette », est conçu pour être votre compagnon complet pendant que vous parcourez les premières étapes de votre carrière d'infirmière.

Les soins infirmiers sont plus qu'un simple travail ; c'est une vocation, un engagement à prendre soin des autres dans leurs moments les plus vulnérables. Que vous veniez de sortir d'une école d'infirmières ou que vous soyez en transition après une autre carrière, le chemin à parcourir vous offre d'innombrables opportunités de croissance, d'apprentissage et d'impact positif sur la vie des patients et de leurs familles.

Dans cette introduction, nous explorerons ce que signifie être infirmière, les défis et les joies uniques que vous pourriez rencontrer, et comment ce livre vous aidera à naviguer dans le voyage passionnant qui vous attend.

Tout d'abord, abordons l'essence des soins infirmiers. À la base, les soins infirmiers consistent à prodiguer des soins holistiques et empreints de compassion aux individus tout au long de leur vie, de la naissance aux soins de fin de vie. Cela englobe non seulement les compétences techniques nécessaires pour délivrer des traitements médicaux, mais également le soutien émotionnel et le plaidoyer essentiels à la promotion de la santé et du bien-être.

En tant qu'infirmière, vous vous retrouverez à l'intersection de la science et de l'humanité, appliquant des pratiques fondées sur des données probantes tout en créant des liens profondément humains avec les patients. Cette dualité est ce qui rend les soins infirmiers à la fois difficiles et extrêmement enrichissants. Vous serez témoin de la résilience de l'esprit humain, célébrerez les triomphes et apporterez du réconfort en période d'incertitude.

L'un des aspects les plus remarquables des soins infirmiers est leur diversité. Le domaine offre un large éventail de spécialités et de contextes, des unités de soins intensifs aux centres de santé communautaire, des services de pédiatrie aux salles d'opération. Que vous soyez attiré par l'environnement dynamique des soins infirmiers d'urgence ou par les relations à long terme établies dans les soins primaires, il existe un créneau en soins infirmiers qui correspond à vos intérêts et à vos forces.

Cependant, une grande diversité s'accompagne d'un besoin d'adaptabilité et d'apprentissage tout au long de la vie. Les soins infirmiers sont une profession en constante évolution, motivée par les progrès technologiques, les changements dans les politiques de santé et les changements dans les besoins sociétaux. Par conséquent, en tant qu'infirmière débutante, il est essentiel d'adopter un état d'esprit de croissance et de développement continus.

Ce livre est structuré pour vous fournir les connaissances fondamentales et les compétences pratiques nécessaires pour réussir en tant qu'infirmière novice. Chaque chapitre est méticuleusement conçu pour aborder les aspects clés de la pratique infirmière, de la maîtrise des compétences cliniques de base à la résolution de dilemmes éthiques complexes. Vous découvrirez les techniques de communication efficaces, le professionnalisme et l'étiquette dans les établissements de soins de santé, ainsi que les stratégies de soins personnels et d'avancement de carrière.

De plus, ce livre n'est pas à sens unique. Il est conçu pour être interactif, vous encourageant à réfléchir à vos propres expériences, à fixer des objectifs de croissance personnelle et professionnelle et à vous engager dans une auto-évaluation pour identifier les domaines à améliorer. Vous trouverez des conseils pratiques, des scénarios réels et des questions stimulantes qui vous mettront au défi de penser de manière critique et d'appliquer vos connaissances dans divers contextes.

En parcourant ces pages, n'oubliez pas que vous n'êtes pas seul. Chaque infirmière, quel que soit son niveau d'expérience, était autrefois une débutante comme vous. Vous disposez d'une vaste communauté de mentors, de collègues et d'autres infirmières prêtes à vous soutenir et à vous guider tout au long de votre parcours.

Alors, avec un esprit ouvert et un cœur compatissant, embarquons ensemble dans cette aventure. Bienvenue dans le monde des soins infirmiers, où chaque jour apporte de nouvelles opportunités de faire la différence. Que vous réconfortiez un patient effrayé, plaidiez en faveur de meilleures politiques de santé ou que vous prêtiez simplement une oreille attentive, sachez que vos contributions comptent et que vous faites partie d'une noble profession dédiée à la guérison et à l'humanité.

Comprendre les rôles infirmiers

Les soins infirmiers sont une profession aux multiples facettes avec un large éventail de rôles et de responsabilités. Des soignants de chevet aux infirmières en pratique avancée, chaque rôle infirmier joue un rôle crucial dans la prestation de soins aux patients de haute qualité et dans la promotion de la santé et du bien-être au sein des communautés. Dans ce chapitre, nous explorerons les différents rôles infirmiers, leurs contributions uniques aux soins de santé et les parcours éducatifs nécessaires pour les poursuivre.

À la base de la pratique infirmière se trouvent les infirmières autorisées (IA), qui constituent le segment le plus important de la main-d'œuvre infirmière. Les infirmières autorisées sont chargées de prodiguer des soins directs aux patients, d'évaluer leurs besoins, d'élaborer des plans de soins, d'administrer des médicaments et de collaborer avec d'autres professionnels de la santé pour assurer un traitement complet. Ils travaillent dans divers contextes, notamment des hôpitaux, des cliniques, des établissements de soins de longue durée et des centres de santé communautaire, et peuvent se spécialiser dans des domaines tels que les soins infirmiers médico-chirurgicaux, les soins intensifs, la pédiatrie ou la santé mentale.

Les infirmières auxiliaires autorisées (IAA) et les infirmières professionnelles autorisées (LVN) sont des membres essentiels de l'équipe infirmière, fournissant des soins infirmiers de base sous la supervision d'infirmières autorisées ou de médecins. Leurs tâches peuvent inclure la prise des signes vitaux, l'administration de médicaments, l'aide aux activités de la vie quotidienne et le suivi des progrès des patients. Les IAA/LVN travaillent généralement dans des établissements de soins de longue durée, des centres de réadaptation et des cliniques externes, où elles jouent un rôle essentiel dans le soutien de la santé et du bien-être des patients.

Les infirmières auxiliaires certifiées (AIIC) fournissent des soins directs aux patients sous la supervision d'infirmières autorisées ou d'IAA/LVN. Ils participent à des activités telles que le bain, l'habillage, l'alimentation et la mobilité, et peuvent également effectuer des tâches telles que la prise des signes vitaux et la documentation des informations sur les patients. Les CNA sont souvent employés dans des maisons de retraite, des résidences-services et des hôpitaux, où ils constituent des membres précieux de l'équipe de soins, garantissant que les patients reçoivent l'assistance dont ils ont besoin pour maintenir leur santé et leur dignité.

Les infirmières autorisées en pratique avancée (APRN) sont des infirmières hautement qualifiées qui ont suivi des études supérieures et une formation clinique avancée dans un domaine de pratique spécialisé. Les APRN comprennent des infirmières praticiennes (IP), des infirmières sages-femmes certifiées (CNM), des infirmières cliniciennes spécialisées (CNS) et des infirmières anesthésistes certifiées (CRNA). Ces infirmières en pratique avancée ont le pouvoir de diagnostiquer et de traiter des maladies, de prescrire des médicaments, de commander des tests de diagnostic et de fournir des services de santé complets aux patients tout au long de leur vie. Ils travaillent souvent de manière autonome ou en collaboration avec des médecins, en fonction des réglementations de l'État et du champ d'exercice spécifique.

Les infirmières praticiennes (IP) sont des infirmières en pratique avancée spécialisées dans les soins primaires, la médecine familiale, les soins actifs, la pédiatrie, la gérontologie, la psychiatrie ou d'autres domaines des soins de santé. Ils évaluent les patients, diagnostiquent les problèmes de santé, élaborent des plans de traitement et sensibilisent les individus et les familles à la promotion de la santé et à la prévention des maladies. Les IP jouent un rôle crucial dans l'amélioration de l'accès aux soins, en particulier dans les communautés mal desservies, où elles peuvent servir de prestataires de soins primaires ou travailler en collaboration avec des médecins pour fournir des services de santé complets.

Les infirmières sages-femmes certifiées (CNM) sont des infirmières en pratique avancée spécialisées dans la santé des femmes, les soins prénatals, l'accouchement et les soins post-partum. Ils fournissent des soins holistiques et centrés sur la famille aux femmes tout au long de leur cycle de reproduction, y compris des soins prénatals, un soutien au travail et à l'accouchement et des services gynécologiques. Les CNM favorisent l'accouchement naturel et donnent aux femmes les moyens de prendre des décisions éclairées concernant leurs options de soins de santé, tout en fournissant des interventions médicales lorsque cela est nécessaire pour garantir la sécurité et le bien-être de la mère et du bébé.

Les infirmières cliniciennes spécialisées (ICS) sont des infirmières en pratique avancée qui se spécialisent dans un domaine particulier de la pratique clinique, comme l'oncologie, les soins intensifs, la gestion du diabète ou la santé psychiatrique et mentale. Ils fournissent des conseils cliniques et un soutien d'experts au personnel infirmier, élaborent des lignes directrices de pratique fondées sur des données probantes, mènent des recherches et participent à des initiatives d'amélioration de la qualité pour améliorer les résultats pour les patients. Les SNC servent d'experts cliniques et d'agents de changement au sein des organisations de soins de santé, favorisant l'innovation et l'excellence dans la pratique infirmière.

Les infirmières anesthésistes certifiées (CRNA) sont des infirmières en pratique avancée spécialisées dans les soins d'anesthésie. Ils administrent l'anesthésie pendant les interventions chirurgicales, surveillent les signes vitaux des patients et gèrent la douleur avant, pendant et après l'intervention chirurgicale. Les CRNA travaillent en collaboration avec les chirurgiens, les anesthésistes et d'autres membres de l'équipe chirurgicale pour assurer la sécurité et le confort des patients tout au long de la période périopératoire. Ils possèdent des connaissances et des compétences spécialisées en pharmacologie, en physiologie et en techniques d'anesthésie, ce qui leur permet de fournir des soins d'anesthésie de haute qualité à des patients de tous âges et de toutes complexités médicales.

En plus de ces rôles infirmiers principaux, il existe de nombreux domaines de spécialité et postes infirmiers avancés que les infirmières peuvent poursuivre en fonction de leurs intérêts, de leur expertise et de leurs objectifs de carrière. Ceux-ci peuvent inclure des rôles tels que des infirmières enseignantes, des infirmières gestionnaires, des infirmières chercheuses, des infirmières informaticiennes et des infirmières entrepreneurs, chacune offrant des opportunités uniques de croissance et de développement professionnel dans le domaine des soins infirmiers.

Pour poursuivre une carrière en soins infirmiers, les individus doivent suivre un programme de formation formelle et réussir un examen national d'autorisation pour obtenir une licence d'infirmière. Les exigences de formation varient en fonction du rôle d'infirmière souhaité, les postes de niveau d'entrée exigeant généralement un diplôme, un diplôme d'associé ou un baccalauréat en sciences infirmières (BSN), tandis que les postes de pratique avancée peuvent nécessiter une maîtrise ou un doctorat en sciences infirmières. De plus, les infirmières doivent adhérer aux normes éthiques de pratique, maintenir leurs compétences grâce à la formation continue et au développement professionnel, et défendre les valeurs de la profession infirmière, notamment la compassion, l'intégrité et la défense des droits des patients et des familles.

En résumé, les soins infirmiers englobent un large éventail de rôles et de responsabilités, chacun jouant un rôle essentiel dans la prestation de soins aux patients de haute qualité et dans la promotion de la santé et du bien-être au sein des communautés. Des soignants de chevet aux cliniciens en pratique avancée, les infirmières ont la possibilité de faire une différence significative dans la vie des autres, en utilisant leurs connaissances, leurs compétences et leur compassion pour améliorer les résultats et améliorer l'expérience des patients. Alors que vous vous lancez dans votre parcours en soins infirmiers, acceptez la diversité des rôles qui s'offrent à vous, recherchez les opportunités de croissance et de développement et efforcez-vous toujours de respecter les valeurs de professionnalisme, d'intégrité et d'excellence dans votre pratique.

Compétences de base en soins infirmiers

Dans le domaine des soins infirmiers, la maîtrise des compétences infirmières de base constitue la pierre angulaire des soins compétents et compatissants aux patients. Ces compétences fondamentales englobent un large éventail de tâches, allant de l'évaluation des signes vitaux à l'assistance aux activités de la vie quotidienne. Dans ce chapitre, nous approfondirons les compétences infirmières de base essentielles que chaque infirmière doit maîtriser pour prodiguer des soins sûrs et efficaces aux patients dans divers contextes de soins de santé.

Parmi les compétences infirmières de base, la première et la plus importante est la capacité d'évaluer et d'enregistrer avec précision les signes vitaux. Les signes vitaux, notamment la température, le pouls, la tension artérielle et la fréquence respiratoire, fournissent des informations vitales sur l'état physiologique d'un patient et aident les infirmières à surveiller les signes de maladie ou de détérioration. Une technique appropriée et une attention aux détails sont cruciales lors de la mesure des signes vitaux, garantissant une collecte de données précise et une intervention rapide lorsque des anomalies sont détectées.

La mesure de la température peut être effectuée à l'aide de diverses méthodes, notamment la thermométrie de l'artère buccale, axillaire, tympanique et temporale. Chaque méthode a ses avantages et ses limites, et les infirmières doivent sélectionner la technique la plus appropriée en fonction de l'âge, de l'état et du niveau de coopération du patient. Quelle que soit la méthode utilisée, il est essentiel de suivre des protocoles standardisés et de documenter avec précision les mesures de température.

L'évaluation du pouls consiste à évaluer la fréquence, le rythme et la qualité du battement cardiaque. Le pouls peut être palpé au niveau de divers sites artériels, tels que les artères radiale, brachiale, carotide et pédieuse, en fonction de l'âge et de l'état clinique du patient. Les infirmières doivent évaluer régulièrement le pouls et documenter les résultats, en prêtant attention à toute irrégularité ou changement pouvant indiquer un dysfonctionnement cardiovasculaire ou une instabilité hémodynamique.

La mesure de la tension artérielle est un autre élément essentiel des compétences infirmières de base. La pression artérielle reflète la force exercée par le sang en circulation contre les parois des artères et est mesurée à l'aide d'un sphygmomanomètre et d'un stéthoscope ou d'un tensiomètre automatisé. Les infirmières doivent respecter la technique appropriée, positionner correctement le patient, sélectionner une taille de brassard appropriée et interpréter avec précision les lectures de tension artérielle pour garantir des résultats fiables.

L'évaluation de la fréquence respiratoire consiste à compter le nombre de respirations prises par un patient par minute. La fréquence respiratoire peut varier en fonction de facteurs tels que l'âge, le niveau d'activité et les problèmes de santé sous-jacents, ce qui rend essentiel pour les infirmières de surveiller les tendances au fil du temps et de reconnaître les écarts par rapport aux valeurs de base. Des fréquences respiratoires anormales peuvent indiquer une détresse respiratoire, une obstruction des voies respiratoires ou d'autres complications pulmonaires nécessitant une intervention rapide.

En plus de l'évaluation des signes vitaux, les compétences infirmières de base englobent diverses techniques permettant d'aider les patients dans leurs activités de la vie quotidienne (AVQ) et de leur fournir des mesures d'hygiène et de confort de base. Ces compétences comprennent l'aide au bain, à la toilette, à la toilette, à l'habillage et à l'alimentation, ainsi que le repositionnement et le transfert des patients pour prévenir les escarres et maintenir la mobilité.

Une communication efficace est une autre compétence infirmière fondamentale essentielle pour établir des relations avec les patients, recueillir des informations pertinentes et collaborer avec les membres de l'équipe de soins. Les infirmières doivent communiquer clairement et avec compassion, en utilisant des signaux verbaux et non verbaux pour transmettre de l'empathie, du respect et de la compréhension. L'écoute active, les techniques de communication thérapeutique et la sensibilité culturelle sont des aspects essentiels d'une communication efficace dans la pratique infirmière.

Le contrôle des infections est un élément essentiel des compétences infirmières de base, en particulier dans le contexte de la prévention des infections nosocomiales (IAS) et de la minimisation de la propagation des maladies infectieuses. Les infirmières doivent respecter les précautions standard, notamment l'hygiène des mains, l'utilisation d'équipements de protection individuelle (EPI) et les techniques de désinfection appropriées, pour se protéger et protéger leurs patients contre l'exposition à des agents pathogènes.

L'administration des médicaments est une autre compétence infirmière fondamentale qui nécessite une attention aux détails et le respect des protocoles établis. Les infirmières doivent connaître les médicaments qu'elles administrent, y compris les indications, les posologies, les voies d'administration, les effets secondaires et les interactions potentielles. Ils doivent également vérifier l'identité des patients, évaluer les allergies aux médicaments et documenter l'administration avec précision pour garantir la sécurité des patients et le respect des normes réglementaires.

Le soin des plaies est un aspect essentiel des compétences infirmières de base, en particulier dans des contextes tels que les soins de courte durée, les soins de longue durée et les soins à domicile. Les infirmières doivent évaluer les plaies à la recherche de signes d'infection, favoriser la guérison grâce à des pansements et des techniques de soin des plaies appropriés, et éduquer les patients et les soignants sur les pratiques d'auto-soins pour prévenir les complications et faciliter le rétablissement.

Enfin, la documentation est un élément essentiel des compétences infirmières de base, car elle sert de dossier juridique des soins prodigués et facilite la communication entre les membres de l'équipe soignante.

Les infirmières doivent documenter les évaluations, les interventions, les réponses des patients et autres informations pertinentes de manière claire, concise et opportune, en respectant les politiques institutionnelles et les exigences réglementaires.

En résumé, les compétences infirmières de base englobent un large éventail de tâches et de responsabilités essentielles pour prodiguer des soins sûrs, efficaces et empreints de compassion aux patients dans divers milieux de soins de santé. La maîtrise de ces compétences nécessite une combinaison de connaissances, de compétences techniques, de jugement clinique et de capacités de communication interpersonnelle. En perfectionnant continuellement leurs compétences et en se tenant au courant des meilleures pratiques et des lignes directrices fondées sur des données probantes, les infirmières peuvent remplir leurs obligations professionnelles et faire une différence significative dans la vie de ceux qu'elles servent.

Contrôle d'infection

Le contrôle des infections est la pierre angulaire de la pratique infirmière et est essentiel pour maintenir la sécurité des patients, prévenir les infections nosocomiales (IAS) et promouvoir la santé publique. Dans tout établissement de soins de santé, qu'il s'agisse d'un hôpital, d'une clinique, d'un établissement de soins de longue durée ou d'un centre de santé communautaire, les infirmières jouent un rôle essentiel dans la mise en œuvre de mesures de contrôle des infections afin de minimiser la transmission d'agents pathogènes et d'assurer un environnement sûr pour les patients et les travailleurs de la santé. , et les visiteurs. Dans ce chapitre, nous explorerons les principes du contrôle des infections, les stratégies courantes de prévention des infections et le rôle des infirmières dans la promotion d'une culture de sécurité et d'hygiène.

Avant tout, il est crucial de comprendre la chaîne d'infection, un modèle conceptuel qui illustre les facteurs nécessaires à la transmission des agents infectieux. La chaîne d'infection comprend six maillons : l'agent infectieux, le réservoir, la porte de sortie, le mode de transmission, la porte d'entrée et l'hôte sensible. En rompant l'un de ces liens, les infirmières peuvent empêcher la propagation de l'infection et protéger les individus contre l'infection.

Le premier maillon de la chaîne d'infection est l'agent infectieux, qui fait référence à l'agent pathogène responsable de la maladie. Les agents infectieux peuvent comprendre des bactéries, des virus, des champignons, des parasites et d'autres micro-organismes capables de provoquer une infection chez l'homme. Les infirmières doivent connaître les caractéristiques des agents pathogènes courants, y compris leurs modes de transmission, leurs périodes d'incubation et leur sensibilité aux agents antimicrobiens, pour prévenir et contrôler efficacement les infections.

Le deuxième maillon de la chaîne d'infection est le réservoir, qui désigne la source de l'agent infectieux. Les réservoirs peuvent inclure des humains, des animaux, des surfaces environnementales, des équipements médicaux et des aliments ou de l'eau contaminés. Les infirmières doivent mettre en œuvre des mesures pour identifier et éliminer les réservoirs d'infection, telles qu'une bonne hygiène des mains, un nettoyage et une désinfection de l'environnement, ainsi qu'une manipulation et une élimination sécuritaires des matériaux contaminés.

Les troisième et quatrième maillons de la chaîne d'infection sont la porte de sortie et le mode de transmission, qui font respectivement référence aux voies par lesquelles les agents infectieux quittent le réservoir et sont transmis aux hôtes sensibles. Les voies de transmission courantes comprennent le contact direct, le contact indirect, la transmission par gouttelettes, la transmission aérienne et la transmission vectorielle. Les infirmières doivent mettre en œuvre des précautions appropriées de contrôle des infections, telles que des précautions standard, des précautions basées sur la transmission et des protocoles d'isolement, pour prévenir la propagation de l'infection et protéger les personnes vulnérables de l'exposition à des agents pathogènes.

Le cinquième maillon de la chaîne d'infection est la porte d'entrée, qui fait référence à la voie par laquelle les agents infectieux pénètrent dans le corps d'un hôte sensible. Les portes d'entrée peuvent inclure les muqueuses, les voies respiratoires, le tractus gastro-intestinal, le tractus génito-urinaire et les lésions cutanées. Les infirmières doivent promouvoir des pratiques d'hygiène qui minimisent le risque d'entrée d'agents pathogènes, telles que l'hygiène des mains, l'hygiène respiratoire et les pratiques d'injection sûres, afin d'empêcher les infections de s'implanter chez les personnes sensibles.

Le dernier maillon de la chaîne d'infection est l'hôte sensible, c'est-à-dire une personne risquant d'être infectée par un agent infectieux. Les facteurs de susceptibilité peuvent inclure l'âge, les problèmes de santé sous-jacents, le statut immunodéprimé et la prédisposition génétique. Les infirmières doivent évaluer les patients pour détecter les facteurs de risque d'infection, les informer sur les mesures préventives et leur prodiguer des soins individualisés pour réduire leur vulnérabilité aux infections.

En plus de comprendre la chaîne d'infection, les infirmières doivent respecter les précautions standard, un ensemble de pratiques de contrôle des infections conçues pour prévenir la transmission d'agents infectieux dans les établissements de soins de santé. Les précautions standard comprennent l'hygiène des mains, l'utilisation d'équipements de protection individuelle (EPI) tels que des gants, des blouses, des masques et des lunettes de protection, l'hygiène respiratoire et l'étiquette de la toux, les pratiques d'injection sûres ainsi que le nettoyage et la désinfection de l'environnement. En suivant les précautions standard de manière cohérente et rigoureuse, les infirmières peuvent se protéger elles-mêmes, ainsi que leurs patients et les autres, de la propagation des infections.

L'hygiène des mains est l'un des éléments les plus critiques du contrôle des infections et constitue la mesure la plus efficace pour prévenir la transmission d'agents pathogènes. Les infirmières doivent se laver les mains avant et après le contact avec le patient, avant et après avoir effectué des procédures invasives, après avoir retiré les gants et après tout contact avec des matières potentiellement infectieuses. L'hygiène des mains peut être effectuée à l'aide d'eau et de savon ou de désinfectants pour les mains à base d'alcool, selon les circonstances et la présence de contamination visible. Les infirmières doivent également promouvoir l'hygiène des mains auprès des patients, des visiteurs et des autres travailleurs de la santé afin de réduire le risque de contamination croisée et de transmission d'infections.

Outre l'hygiène des mains, le nettoyage et la désinfection de l'environnement sont essentiels pour réduire la charge microbienne et prévenir la propagation d'agents pathogènes dans les établissements de soins. Les infirmières doivent s'assurer que les zones de soins aux patients, l'équipement et les surfaces fréquemment touchées sont régulièrement nettoyés et désinfectés à l'aide de désinfectants et d'agents de nettoyage appropriés. Le nettoyage de l'environnement doit être effectué conformément aux protocoles établis, avec une attention particulière aux surfaces fréquemment touchées telles que les poignées de porte, les interrupteurs, les barrières de lit et les équipements médicaux. En maintenant un environnement propre et hygiénique, les infirmières peuvent minimiser le risque d'infections nosocomiales et promouvoir la sécurité et le bien-être des patients.

Dans les établissements de soins de santé, les infirmières jouent un rôle crucial dans la prévention de la transmission de maladies infectieuses grâce à la mise en œuvre de précautions d'isolement. Les précautions d'isolement sont des mesures supplémentaires de contrôle des infections utilisées pour prévenir la transmission d'agents pathogènes spécifiques pouvant présenter un risque pour les patients, les travailleurs de la santé ou d'autres personnes dans l'établissement de soins. Les précautions d'isolement peuvent inclure des précautions contre le contact, des précautions contre les gouttelettes, des précautions contre la transmission aérienne et des précautions spéciales pour des maladies spécifiques telles que la tuberculose, la rougeole et la varicelle. Les infirmières doivent connaître les indications des précautions d'isolement, l'utilisation appropriée de l'EPI et les techniques appropriées pour mettre en œuvre des protocoles d'isolement afin de prévenir efficacement la propagation des infections.

En plus de mettre en œuvre des mesures de contrôle des infections au niveau individuel, les infirmières doivent également promouvoir une culture de sécurité et d'hygiène au sein de leurs organisations de soins de santé. Cela comprend la participation à des comités de contrôle des infections, à des initiatives d'amélioration de la qualité et à des programmes d'éducation et de formation du personnel pour améliorer la prestation de soins aux patients sûrs et de haute qualité. Les infirmières doivent également servir de modèles à leurs collègues, démontrant leur adhésion aux pratiques de contrôle des infections et plaidant en faveur de ressources et de soutien pour maintenir un environnement de travail sûr et sain.

En conclusion, le contrôle des infections est un aspect fondamental de la pratique infirmière qui est essentiel au maintien de la sécurité des patients, à la prévention des infections nosocomiales et à la promotion de la santé publique. Les infirmières jouent un rôle central dans la mise en œuvre des mesures de contrôle des infections, notamment l'hygiène des mains, les précautions standard, le nettoyage et la désinfection de l'environnement, les précautions d'isolement et la promotion d'une culture de sécurité au sein des organismes de santé. En adhérant aux meilleures pratiques et aux lignes directrices fondées sur des données probantes, les infirmières peuvent minimiser le risque de transmission d'infections et créer un environnement sûr et favorable pour les patients, les travailleurs de la santé et la communauté.

Sécurité du patient

La sécurité des patients est un principe fondamental de la pratique infirmière et de la prestation des soins de santé, englobant un large éventail de stratégies et d'initiatives visant à prévenir les erreurs médicales, à minimiser les événements indésirables et à promouvoir le bien-être des patients. Assurer la sécurité des patients est une responsabilité partagée entre les prestataires de soins de santé, notamment les infirmières, les médecins, les pharmaciens, les professionnels paramédicaux et les administrateurs de soins de santé. Dans ce chapitre, nous explorerons l'importance de la sécurité des patients, les défis et risques courants, les stratégies clés pour promouvoir la sécurité des patients et le rôle des infirmières dans la protection de la santé et du bien-être des patients.

Avant tout, il est essentiel de reconnaître que la sécurité des patients est primordiale dans le domaine des soins de santé, car les patients confient leur vie et leur bien-être aux prestataires de soins de santé lorsqu'ils recherchent des soins médicaux. Chaque patient a le droit de recevoir des soins sûrs, de haute qualité et sans danger, quels que soient son âge, son sexe, son origine ethnique, son statut socio-économique ou son état de santé. Les infirmières ont le devoir de donner la priorité à la sécurité des patients dans tous les aspects de leur pratique, de l'administration des médicaments aux interventions chirurgicales en passant par la planification du congé, et de plaider en faveur de politiques et de pratiques qui améliorent la sécurité des patients et minimisent les risques.

L'un des principaux défis en matière de sécurité des patients est la survenue d'erreurs médicales, qui sont des événements indésirables évitables résultant de la négligence des prestataires de soins de santé, de pannes du système ou de pannes de communication. Les erreurs médicales peuvent avoir de graves conséquences pour les patients, notamment des blessures, des invalidités et des décès, et peuvent éroder la confiance dans le système de santé. Les types courants d'erreurs médicales comprennent les erreurs de médicaments, les erreurs de diagnostic, les erreurs chirurgicales, les infections nosocomiales, les chutes et les erreurs de communication. Les infirmières doivent être vigilantes pour identifier et prévenir les erreurs médicales, mettre en œuvre des stratégies de réduction des erreurs et favoriser une culture de sécurité au sein de leurs organisations de soins de santé.

La sécurité des médicaments est un élément essentiel de la sécurité des patients, car les médicaments sont couramment prescrits, délivrés et administrés dans les établissements de soins de santé et peuvent avoir un impact significatif sur les résultats pour les patients. Les erreurs médicamenteuses, telles que les dosages incorrects, les voies d'administration et les interactions médicamenteuses, sont l'une des principales causes d'événements indésirables évitables dans le domaine des soins de santé. Les infirmières jouent un rôle clé dans la sécurité des médicaments en vérifiant les commandes de médicaments, en les administrant avec précision, en informant les patients sur leurs médicaments et en surveillant les effets indésirables des médicaments. Les infirmières doivent également adhérer aux protocoles de sécurité des médicaments, tels que les cinq droits d'administration des médicaments (bon patient, bon médicament, bonne dose, bon itinéraire et bon moment) et l'utilisation de la technologie de lecture de codes-barres pour vérifier l'administration des médicaments.

Un autre aspect essentiel de la sécurité des patients est le contrôle des infections, qui vise à prévenir les infections nosocomiales (IAS) et à minimiser la propagation des maladies infectieuses dans les établissements de soins. Les IAS sont des infections que les patients contractent pendant qu'ils reçoivent des soins médicaux et qui peuvent souvent être évitées grâce à des mesures appropriées de contrôle des infections. Les IAS courantes comprennent les infections du site opératoire, les infections du sang associées au cathéter central, les infections des voies urinaires associées au cathéter et la pneumonie associée au ventilateur. Les infirmières doivent mettre en œuvre des pratiques de contrôle des infections, telles que l'hygiène des mains, le nettoyage et la désinfection de l'environnement, les précautions standard, les précautions basées sur la transmission et les protocoles d'isolement, pour prévenir la transmission d'agents pathogènes et protéger les patients, les travailleurs de la santé et les visiteurs contre l'infection.

La prévention des chutes est un autre aspect essentiel de la sécurité des patients, en particulier parmi les populations vulnérables telles que les personnes âgées, les patients à mobilité réduite et ceux qui reçoivent des médicaments qui affectent l'équilibre et la coordination. Les chutes sont l'une des principales causes de blessures et d'hospitalisations chez les patients et peuvent entraîner de graves complications, notamment des fractures, des traumatismes crâniens et un déclin fonctionnel. Les infirmières doivent évaluer les patients pour détecter les facteurs de risque de chute, mettre en œuvre des interventions de prévention des chutes, telles que des alarmes de lit, des chaussures antidérapantes et des aides à la mobilité, et éduquer les patients et les soignants sur les stratégies de prévention des chutes. Les infirmières doivent également effectuer régulièrement des évaluations des risques de chute, documenter les interventions de prévention des chutes et collaborer avec les membres de l'équipe interdisciplinaire pour répondre aux préoccupations en matière de sécurité des patients.

La communication et le travail d'équipe sont des éléments essentiels de la sécurité des patients, car une communication efficace entre les prestataires de soins de santé, les patients et les familles est cruciale pour prévenir les erreurs médicales, coordonner les soins et promouvoir le bien-être des patients. Les infirmières doivent communiquer de manière claire, précise et respectueuse avec les patients et leurs familles, en leur fournissant des informations sur leurs plans de soins, leurs options de traitement et leurs instructions de sortie. Les infirmières doivent également collaborer avec les membres de l'équipe interdisciplinaire, tels que les médecins, les pharmaciens, les physiothérapeutes et les travailleurs sociaux, pour garantir que les besoins des patients sont pris en compte de manière globale et que les soins sont prodigués de manière sûre et efficace. Les stratégies de communication efficaces comprennent l'utilisation de protocoles de transfert standardisés, de techniques de communication en boucle fermée et de compétences de communication affirmées pour clarifier les commandes, confirmer les informations et exprimer leurs préoccupations concernant la sécurité des patients.

En plus de répondre aux préoccupations immédiates en matière de sécurité des patients, les infirmières doivent également promouvoir une culture de sécurité au sein de leurs organisations de soins de santé, en favorisant un environnement dans lequel les prestataires de soins de santé se sentent à l'aise pour signaler les erreurs, les quasi-accidents et les problèmes de sécurité sans crainte de représailles. La culture de la sécurité des patients englobe les valeurs, les attitudes, les croyances et les comportements organisationnels liés à la sécurité et est influencée par des facteurs tels que l'engagement des dirigeants, l'engagement du personnel, l'ouverture de la communication et le climat de sécurité. Les infirmières peuvent contribuer à une culture de sécurité positive en donnant l'exemple, en participant à des initiatives de sécurité et à des projets d'amélioration de la qualité, et en défendant les politiques et procédures de sécurité des patients. En travaillant ensemble pour donner la priorité à la sécurité des patients, les prestataires de soins de santé peuvent créer des environnements plus sûrs pour les patients, améliorer la qualité des soins et réduire le risque d'événements indésirables.

En résumé, la sécurité des patients est un aspect fondamental de la pratique infirmière et de la prestation des soins de santé, nécessitant une approche multidisciplinaire pour prévenir les erreurs médicales, minimiser les événements indésirables et promouvoir le bien-être des patients. Les infirmières jouent un rôle central pour assurer la sécurité des patients en identifiant et en traitant les risques potentiels, en mettant en œuvre des pratiques de sécurité fondées sur des données probantes, en défendant les droits des patients et en favorisant une culture de sécurité au sein de leurs organisations de soins de santé. En accordant la priorité à la sécurité des patients dans tous les aspects de la prestation des soins, les infirmières peuvent respecter les normes les plus élevées de professionnalisme, d'intégrité et d'excellence dans leur pratique et contribuer à des systèmes de santé plus sûrs et plus efficaces pour tous.

Communiquer avec les patients

Une communication efficace est la pierre angulaire de la pratique infirmière et joue un rôle central dans l'établissement de relations thérapeutiques, la promotion de soins centrés sur le patient et l'obtention de résultats de santé positifs. Les infirmières servent d'agent de liaison entre les patients et les autres membres de l'équipe de soins, en fournissant des informations, en offrant un soutien et en défendant les besoins et les préférences des patients. Dans ce chapitre, nous explorerons l'importance de communiquer avec les patients, les principes clés de la communication thérapeutique, les défis et obstacles courants ainsi que les stratégies visant à améliorer les compétences en communication dans la pratique infirmière.

La communication est bien plus qu'un simple échange de mots ; cela englobe les signaux verbaux et non verbaux, l'écoute active, l'empathie et la sensibilité culturelle. Une communication efficace implique de transmettre des informations de manière claire, précise et respectueuse, tout en écoutant attentivement les préoccupations des patients, en validant leurs émotions et en favorisant la confiance et les relations. Les infirmières doivent adapter leur approche de communication aux besoins, préférences et antécédents culturels uniques de chaque patient, reconnaissant qu'une communication efficace est essentielle pour promouvoir la sécurité, la satisfaction et le bien-être des patients.

L'un des principaux objectifs de la communication avec les patients est d'établir une relation thérapeutique, un partenariat de collaboration entre l'infirmière et le patient basé sur la confiance, le respect et la compréhension mutuelle. La communication thérapeutique implique la création d'un environnement favorable et sans jugement dans lequel les patients se sentent à l'aise pour exprimer leurs pensées, leurs sentiments et leurs préoccupations. Les infirmières doivent faire preuve d'empathie, de capacités d'écoute active et d'un véritable intérêt pour les expériences des patients, validant leurs émotions et les rassurant et les encourageant si nécessaire. En établissant une relation thérapeutique, les infirmières peuvent favoriser un sentiment de partenariat et d'autonomisation, permettant aux patients de participer activement à leurs soins et de prendre des décisions éclairées concernant leur santé.

Une communication claire et efficace est essentielle pour garantir que les patients comprennent parfaitement leur état de santé, leurs options de traitement et leurs plans de soins. Les infirmières doivent utiliser un langage simple et éviter le jargon médical lorsqu'elles communiquent avec les patients, en décomposant les concepts complexes en informations compréhensibles que les patients peuvent comprendre. Les infirmières doivent fournir des informations de manière systématique et organisée, en utilisant des aides visuelles, des documents écrits et d'autres ressources pour améliorer la compréhension et renforcer les points clés. Les patients doivent être encouragés à poser des questions, à demander des éclaircissements et à participer activement aux discussions sur leurs soins, leur permettant ainsi de prendre des décisions éclairées et de s'approprier leur santé.

En plus de fournir des informations, les infirmières doivent également pratiquer l'écoute active, un aspect fondamental de la communication thérapeutique qui implique d'être pleinement attentif et de comprendre les signaux verbaux et non verbaux des patients. L'écoute active exige que les infirmières soient présentes dans l'instant présent, se concentrent sur le point de vue du patient et suspendent leur jugement ou leurs idées préconçues. Les infirmières doivent utiliser des questions ouvertes, des déclarations réfléchies et des techniques de paraphrase pour encourager les patients à partager leurs pensées et leurs sentiments, à explorer les préoccupations sous-jacentes et à dissiper les malentendus. En écoutant activement les patients, les infirmières peuvent faire preuve d'empathie, valider leurs expériences et établir une relation de confiance et de soutien qui renforce l'alliance thérapeutique.

La compétence culturelle est un autre aspect essentiel de la communication avec les patients, en particulier dans l'environnement de soins de santé diversifié et multiculturel d'aujourd'hui. Les infirmières doivent reconnaître et respecter les croyances culturelles, les valeurs et les pratiques des patients issus de différents horizons, en adaptant leur style et leur approche de communication pour répondre aux besoins uniques de chaque individu. La compétence culturelle implique d'être sensible aux normes culturelles, aux préférences et aux styles de communication, ainsi que de surmonter les barrières linguistiques potentielles et de garantir l'accès aux services d'interprétation en cas de besoin. Les infirmières doivent chercher à établir des relations de confiance et des relations avec des patients issus de divers horizons culturels, en reconnaissant leurs points de vue et en intégrant des considérations culturelles dans la prestation des soins.

Bien qu'une communication efficace soit cruciale pour promouvoir des résultats positifs pour les patients, les infirmières peuvent rencontrer divers défis et obstacles qui peuvent entraver la communication et entraver la relation thérapeutique. Les défis courants comprennent les contraintes de temps, les barrières linguistiques, les limites des connaissances en matière de santé, les déficiences cognitives, la détresse émotionnelle et les différences culturelles. Les infirmières doivent être proactives pour relever ces défis, en adaptant leurs stratégies de communication et en employant des solutions créatives pour garantir que les patients reçoivent les informations et le soutien dont ils ont besoin. Cela peut impliquer l'utilisation de méthodes de communication alternatives, telles que des aides visuelles, des documents écrits ou des services d'interprétation, et une collaboration avec les membres de l'équipe interdisciplinaire pour répondre de manière globale aux besoins des patients.

En résumé, la communication avec les patients est un aspect fondamental de la pratique infirmière qui est essentiel pour établir des relations thérapeutiques, promouvoir des soins centrés sur le patient et obtenir des résultats de santé positifs. Une communication efficace implique de transmettre des informations clairement, d'écouter activement, de faire preuve d'empathie et d'être culturellement sensible aux besoins et aux préférences des patients. En donnant la priorité aux compétences de communication et en favorisant un partenariat de collaboration avec les patients, les infirmières peuvent améliorer la qualité des soins, améliorer la satisfaction des patients et contribuer à des expériences positives pour les patients et leurs familles.

Communiquer avec les familles

Dans le domaine des soins infirmiers, une communication efficace va au-delà des interactions avec les patients pour englober l'engagement avec leurs familles et leurs proches. Les familles sont des membres à part entière de l'équipe de soins, offrant un soutien, fournissant des informations précieuses sur les préférences et les besoins des patients et collaborant avec les prestataires de soins de santé pour garantir la prestation de soins de haute qualité. Communiquer avec les familles nécessite de la sensibilité, de l'empathie et des compétences culturelles, car les infirmières doivent composer avec des émotions complexes, répondre aux préoccupations et faciliter la prise de décision partagée. Dans ce chapitre, nous explorerons l'importance de communiquer avec les familles, les principes clés des soins centrés sur la famille, les défis et obstacles courants, ainsi que les stratégies visant à améliorer les compétences en communication dans la pratique infirmière.

Les soins centrés sur la famille sont une philosophie qui reconnaît l'importance d'impliquer les familles dans les soins aux patients, en particulier ceux qui sont vulnérables ou incapables de se défendre eux-mêmes. Les soins centrés sur la famille mettent l'accent sur la collaboration, le respect et le partenariat entre les prestataires de soins de santé et les familles, dans le but commun de promouvoir la santé et le bien-être des patients. Les infirmières jouent un rôle central en facilitant la communication et la collaboration avec les familles, en agissant comme défenseurs, éducateurs et systèmes de soutien pour les patients et leurs proches.

L'un des principaux objectifs de la communication avec les familles est d'établir une relation de confiance et de soutien qui favorise un dialogue ouvert et un respect mutuel. Les infirmières doivent créer un environnement accueillant et inclusif dans lequel les familles se sentent valorisées, respectées et habilitées à participer aux soins de leurs proches. Cela implique d'écouter activement les préoccupations des familles, de valider leurs expériences et de reconnaître leur expertise en tant que partenaires du processus de soins. En établissant des relations avec les familles, les infirmières peuvent faciliter une communication significative, résoudre les conflits ou malentendus potentiels et promouvoir une compréhension commune des besoins et des préférences des patients.

Une communication claire et efficace est essentielle pour garantir que les familles disposent de l'information et du soutien dont elles ont besoin pour prendre des décisions éclairées concernant les soins à prodiguer à leurs proches. Les infirmières doivent fournir aux familles des informations précises, opportunes et compréhensibles sur les diagnostics des patients, les plans de traitement, le pronostic et les instructions de sortie. Cela peut impliquer d'expliquer la terminologie médicale dans un langage simple, de répondre à des questions, de répondre à des préoccupations et de fournir des ressources ou des références pour un soutien supplémentaire. Les infirmières devraient également impliquer les familles dans les discussions sur la planification des soins, en sollicitant leurs commentaires et leurs préférences et en collaborant avec elles pour élaborer des plans de soins individualisés qui correspondent aux valeurs et aux objectifs des patients.

En plus de fournir des informations, les infirmières doivent également s'engager dans une écoute active et une communication empathique pour valider les émotions et les expériences des familles. Les familles peuvent ressentir toute une gamme d'émotions, notamment la peur, l'anxiété, le chagrin et la frustration, lorsqu'elles naviguent dans les complexités du système de santé et soutiennent leurs proches en cas de maladie ou de blessure. Les infirmières doivent faire preuve d'empathie, de compassion et de sensibilité envers les besoins émotionnels des familles, en les rassurant, en les encourageant et en les soutenant lorsqu'elles font face à des circonstances difficiles. En écoutant activement les familles, les infirmières peuvent établir la confiance, établir des relations et favoriser une relation thérapeutique qui améliore la collaboration et facilite des résultats positifs pour les patients et leurs familles.

La compétence culturelle est un autre aspect essentiel de la communication avec les familles, en particulier dans la société diversifiée et multiculturelle d'aujourd'hui. Les infirmières doivent reconnaître et respecter les croyances, valeurs et pratiques culturelles des familles d'origines différentes, en adaptant leur style et leur approche de communication pour répondre aux besoins uniques de chaque individu. La compétence culturelle implique d'être sensible aux normes culturelles, aux préférences et aux styles de communication, ainsi que de surmonter les barrières linguistiques potentielles et de garantir l'accès aux services d'interprétation en cas de besoin. Les infirmières doivent chercher à établir un climat de confiance et des relations avec les familles issues de diverses origines culturelles, en reconnaissant leurs points de vue et en intégrant des considérations culturelles dans la prestation des soins.

Bien qu'une communication efficace avec les familles soit cruciale pour promouvoir des résultats positifs pour les patients, les infirmières peuvent rencontrer divers défis et obstacles qui peuvent entraver la communication et entraver la relation thérapeutique. Les défis courants comprennent les priorités conflictuelles, les barrières linguistiques, les limites en matière de connaissances en santé, les différences culturelles et la détresse émotionnelle. Les infirmières doivent être proactives pour relever ces défis, en adaptant leurs stratégies de communication et en employant des solutions créatives pour garantir que les familles reçoivent l'information et le soutien dont elles ont besoin. Cela peut impliquer l'utilisation de méthodes de communication alternatives, telles que des aides visuelles, des documents écrits ou des services d'interprétation, et une collaboration avec les membres d'une équipe interdisciplinaire pour répondre de manière globale aux besoins de la famille.

En résumé, la communication avec les familles est un aspect fondamental de la pratique infirmière qui est essentiel pour établir des partenariats collaboratifs, promouvoir des soins centrés sur la famille et obtenir des résultats positifs pour les patients et leurs proches. Une communication efficace implique d'établir la confiance, de fournir des informations précises et compréhensibles, de faire preuve d'empathie et de compétence culturelle et d'impliquer activement les familles dans la prise en charge de leurs proches. En donnant la priorité aux compétences de communication et en favorisant des relations significatives avec les familles, les infirmières peuvent améliorer la qualité des soins, améliorer la satisfaction des familles et contribuer à des expériences positives pour les patients et leurs familles.

Communication d'équipe

Une communication efficace au sein des équipes de soins est essentielle pour garantir la prestation de soins sûrs et de haute qualité, promouvoir la collaboration interdisciplinaire et obtenir des résultats positifs pour les patients. Les équipes de soins de santé sont composées de divers professionnels possédant une expertise et des perspectives uniques, notamment des infirmières, des médecins, des pharmaciens, des thérapeutes, des travailleurs sociaux et d'autres professionnels paramédicaux. Une communication claire, opportune et respectueuse entre les membres de l'équipe est essentielle pour coordonner les soins, partager des informations, prendre des décisions et répondre aux besoins des patients. Dans ce chapitre, nous explorerons l'importance de la communication en équipe, les principes clés d'une communication efficace, les défis et obstacles courants, ainsi que les stratégies permettant d'améliorer les compétences en communication au sein des équipes de soins.

Le succès de la prestation des soins de santé repose en grande partie sur la capacité des équipes interdisciplinaires à travailler ensemble de manière efficace et efficiente pour répondre aux besoins des patients. La communication d'équipe implique l'échange d'informations, d'idées et de commentaires entre les membres de l'équipe, dans le but d'atteindre des objectifs communs et de fournir des soins optimaux aux patients. Une communication d'équipe efficace nécessite une écoute active, une expression claire, un respect mutuel et une volonté de collaborer et de faire des compromis pour le plus grand bien du patient.

L'un des principaux objectifs de la communication en équipe est de garantir que tous les membres de l'équipe soignante sont informés et au courant de l'état des patients, des plans de traitement et des besoins en matière de soins. Cela implique de partager des informations pertinentes, telles que les évaluations des patients, les résultats des tests, les ordonnances de médicaments et les plans de soins, en temps opportun et avec précision. Les infirmières jouent un rôle crucial en facilitant la communication entre les membres de l'équipe, en assurant la liaison entre les patients, les familles et les autres prestataires de soins de santé, et en garantissant que les informations sont communiquées de manière efficace et complète.

Une communication d'équipe efficace implique également la participation active et l'engagement de tous les membres de l'équipe, quel que soit leur rôle ou leur niveau d'expérience. Les membres de l'équipe doivent être encouragés à partager leurs points de vue, à poser des questions, à exprimer leurs préoccupations et à contribuer aux processus décisionnels de manière collaborative et respectueuse. Les infirmières peuvent promouvoir une participation active au sein des équipes de soins en favorisant une culture d'ouverture, de confiance et de sécurité psychologique, où tous les membres se sentent valorisés, soutenus et habilités à apporter leur expertise et leurs idées.

Une communication claire et concise est essentielle pour garantir que les messages sont compris et mis en œuvre efficacement par les membres de l'équipe. Les infirmières doivent utiliser un langage adapté au public cible, en évitant le jargon médical et la terminologie complexe qui peuvent prêter à confusion ou être inaccessibles aux autres. La communication doit être adaptée aux besoins et aux préférences de chaque membre de l'équipe, en tenant compte de facteurs tels que la maîtrise de la langue, l'origine culturelle et l'expertise professionnelle. Les infirmières doivent également utiliser diverses méthodes de communication, telles que les réunions en face à face, la documentation écrite, les plateformes de communication électronique et les appels téléphoniques, pour transmettre les informations de manière efficace et précise.

En plus du partage d'informations, une communication d'équipe efficace implique une écoute active, de l'empathie et le respect des divers points de vue. Les infirmières doivent écouter attentivement les commentaires des autres membres de l'équipe, chercher à comprendre leurs points de vue et leurs préoccupations et y répondre de manière réfléchie et respectueuse. Les techniques d'écoute active, telles que paraphraser, résumer et poser des questions de clarification, peuvent contribuer à garantir que les messages sont interprétés et compris avec précision par tous les membres de l'équipe. Les infirmières doivent également faire preuve d'empathie et de compassion envers leurs collègues, en reconnaissant les défis et les pressions auxquelles elles peuvent être confrontées dans leur rôle et en leur offrant soutien et encouragement si nécessaire.

La compétence culturelle est un autre aspect essentiel de la communication en équipe, en particulier dans l'environnement de soins de santé diversifié et multiculturel d'aujourd'hui. Les infirmières doivent reconnaître et respecter les croyances culturelles, les valeurs et les styles de communication de leurs collègues issus d'horizons différents, en adaptant leur approche de communication pour favoriser l'inclusion et la compréhension. La compétence culturelle implique d'être sensible aux normes, préférences et perspectives culturelles, ainsi que de surmonter les barrières linguistiques potentielles et de garantir l'accès aux services d'interprétation en cas de besoin. Les infirmières doivent s'efforcer de créer un environnement culturellement adapté au sein des équipes de soins, où tous les membres se sentent valorisés, respectés et habilités à apporter leurs idées et leur expertise uniques.

Bien qu'une communication d'équipe efficace soit cruciale pour promouvoir la collaboration et obtenir des résultats positifs pour les patients, les équipes de soins peuvent rencontrer divers défis et obstacles qui peuvent entraver la communication et entraver le travail d'équipe. Les défis courants incluent les structures hiérarchiques, les différences de pouvoir, les priorités conflictuelles, les contraintes de temps et les ressources limitées. Les infirmières doivent être proactives pour relever ces défis, en préconisant des stratégies et des initiatives qui favorisent une communication ouverte, le respect mutuel et une prise de décision partagée au sein des équipes de soins. Cela peut impliquer la mise en œuvre de séances interdisciplinaires, de réunions d'équipe ou d'outils de communication structurés, tels que SBAR (Situation, Contexte, Évaluation, Recommandation), pour améliorer les processus de communication et améliorer les performances de l'équipe.

En résumé, la communication en équipe est un aspect fondamental de la prestation des soins de santé, essentiel pour promouvoir la collaboration, garantir la sécurité des patients et obtenir des résultats positifs pour les patients et leurs familles. Une communication d'équipe efficace implique le partage d'informations, la promotion d'une participation active, une écoute attentive, la démonstration d'empathie et de respect et la promotion de la compétence culturelle au sein des équipes de soins. Les infirmières jouent un rôle central en facilitant la communication entre les membres de l'équipe, en servant de défenseures, d'éducatrices et de leaders dans la promotion d'une culture de communication et de travail d'équipe efficaces. En donnant la priorité aux compétences de communication et en favorisant un environnement de collaboration au sein des équipes de soins, les infirmières peuvent contribuer à de meilleurs soins aux patients, à un meilleur travail d'équipe et à une plus grande satisfaction au travail parmi les membres de l'équipe.

Apparence et comportement professionnels

Le professionnalisme est un aspect fondamental de la pratique infirmière, englobant non seulement les compétences et les connaissances cliniques, mais aussi l'apparence et le comportement. L'apparence et le comportement professionnels d'une infirmière véhiculent compétence, crédibilité et respect envers les patients, les collègues et la profession dans son ensemble. Dans ce chapitre, nous explorerons l'importance de maintenir une apparence et un comportement professionnels dans la pratique infirmière et discuterons des principales considérations à prendre en compte par les infirmières pour se présenter d'une manière qui reflète leur professionnalisme et améliore les soins aux patients.

L'apparence d'une infirmière est souvent la première impression que les patients et les collègues ont d'elle, et elle peut influencer considérablement les perceptions de compétence, de fiabilité et de fiabilité. Le maintien d'une apparence professionnelle implique le respect de codes vestimentaires, de normes de coiffure et de pratiques d'hygiène personnelle qui reflètent les valeurs et les attentes de la profession infirmière. Les infirmières doivent porter une tenue propre, soignée et appropriée, propice à la prestation de soins sûrs et efficaces aux patients, en respectant les politiques institutionnelles et les normes professionnelles concernant la tenue vestimentaire et l'apparence.

Les uniformes sont une caractéristique courante de la tenue vestimentaire des infirmières et servent de symbole de professionnalisme et d'autorité. Les infirmières doivent porter des uniformes propres et bien ajustés, adaptés à leur rôle et à leur environnement, garantissant ainsi qu'elles projettent une image soignée et professionnelle auprès des patients et des collègues. Les uniformes doivent être exempts de plis, de taches et d'ornements excessifs, et doivent être munis de badges ou d'étiquettes nominatives bien en vue pour identifier l'infirmière par son nom et ses informations d'identification. Les infirmières doivent également respecter les normes de modestie et de professionnalisme dans le choix de leurs sous-vêtements et accessoires, en évitant les vêtements trop révélateurs, distrayants ou offensants.

L'hygiène personnelle est un autre aspect essentiel de l'apparence professionnelle qui reflète l'engagement d'une infirmière envers les soins et la sécurité des patients. Les infirmières doivent maintenir de bonnes pratiques d'hygiène personnelle, notamment un bain, une toilette et des soins bucco-dentaires réguliers, afin de présenter une apparence propre et professionnelle aux patients et à leurs collègues. Cela implique de garder les cheveux propres, bien coiffés et éloignés du visage, ainsi que d'entretenir les ongles coupés et de pratiquer une bonne hygiène des mains. Les parfums, eaux de Cologne et autres produits parfumés doivent être utilisés avec parcimonie ou évités complètement pour prévenir les réactions allergiques ou les sensibilités chez les patients et les collègues.

En plus de conserver une apparence professionnelle, les infirmières doivent également faire preuve de professionnalisme dans leur comportement et leurs interactions avec les autres. Le comportement professionnel englobe une gamme de qualités et d'attributs, notamment l'intégrité, la responsabilité, la fiabilité et la conduite éthique. Les infirmières doivent se comporter de manière à respecter les valeurs et les normes de la profession infirmière, en traitant à tout moment les patients, les collègues et les autres avec dignité, respect et compassion.

Les compétences en communication sont un élément essentiel du comportement professionnel, car une communication efficace est essentielle pour établir des relations avec les patients, collaborer avec des collègues et promouvoir des résultats positifs dans la prestation des soins de santé. Les infirmières doivent communiquer de manière claire, courtoise et respectueuse avec les patients et leurs collègues, en utilisant un langage adapté au public et au contexte. Cela implique d'écouter activement les préoccupations des patients, de répondre à leurs questions et préoccupations en temps opportun et de défendre leurs besoins et leurs préférences.

Le comportement professionnel implique également de faire preuve de compétence culturelle et de sensibilité aux divers besoins et antécédents des patients et des collègues. Les infirmières doivent s'efforcer de comprendre et de respecter les croyances, valeurs et pratiques culturelles des individus issus de différents milieux culturels, ethniques et socio-économiques, en adaptant leur style et leur approche de communication pour répondre aux besoins uniques de chaque individu. Cela implique d'être attentif aux normes culturelles concernant l'espace personnel, le toucher, le contact visuel et d'autres signaux non verbaux qui peuvent varier selon les cultures.

La conduite éthique est un autre aspect essentiel du comportement professionnel dans la pratique infirmière, car les infirmières sont chargées du bien-être et de la sécurité de leurs patients. Les infirmières doivent adhérer aux principes éthiques et aux normes professionnelles de pratique, notamment en préservant la confidentialité des patients, en respectant l'autonomie et le consentement éclairé et en défendant les droits et les intérêts des patients. Les infirmières doivent également faire preuve d'honnêteté, d'intégrité et de transparence dans leurs interactions avec les patients, leurs collègues et autres, en reconnaissant les erreurs ou les fautes et en prenant les mesures appropriées pour y remédier.

En résumé, le maintien d'une apparence et d'un comportement professionnels est essentiel pour que les infirmières puissent prodiguer des soins sûrs, efficaces et empreints de compassion aux patients. L'apparence d'une infirmière véhicule le professionnalisme, la compétence et le respect des patients et des collègues, tandis que le comportement professionnel reflète l'intégrité, la responsabilité et une conduite éthique. En respectant des normes vestimentaires, de toilette, d'hygiène personnelle et de comportement qui correspondent aux valeurs et aux attentes de la profession infirmière, les infirmières peuvent renforcer leur crédibilité professionnelle, établir la confiance et établir des relations avec les patients et leurs collègues et contribuer à des résultats positifs dans la prestation des soins de santé.

Gestion du temps et organisation

La gestion du temps et l'organisation sont des compétences essentielles que les infirmières doivent maîtriser afin de prodiguer des soins efficaces aux patients, de prioriser les tâches et de maintenir un équilibre sain entre travail et vie privée. Dans l'environnement exigeant et en évolution rapide des soins de santé, les infirmières doivent être capables de gérer leur temps efficacement, d'allouer efficacement les ressources et de s'adapter aux priorités changeantes pour répondre aux besoins de leurs patients et des membres de l'équipe interdisciplinaire. Dans ce chapitre, nous explorerons des stratégies pour améliorer les compétences en gestion du temps et en organisation dans la pratique infirmière, notamment en établissant des priorités, en créant des horaires, en déléguant des tâches et en gérant les interruptions.

L'établissement de priorités est une première étape essentielle dans une gestion et une organisation efficaces du temps pour les infirmières. La priorisation implique d'identifier les tâches les plus importantes et les plus urgentes qui doivent être accomplies et d'allouer du temps et des ressources en conséquence. Les infirmières doivent faire appel à leur pensée critique et à leur jugement clinique pour prioriser les activités de soins aux patients en fonction de la gravité de leur état, de la complexité de leurs besoins en matière de soins et du potentiel de résultats indésirables. Cela peut impliquer de trier les patients, d'évaluer leurs besoins et de déterminer l'ordre dans lequel les tâches doivent être accomplies pour garantir la sécurité et le bien-être des patients.

La création d'horaires et de routines peut aider les infirmières à rester organisées et concentrées tout au long de leur quart de travail. Les infirmières doivent élaborer des horaires quotidiens ou spécifiques à chaque quart de travail qui décrivent les tâches, les responsabilités et les délais clés, permettant une flexibilité et une adaptation si nécessaire. Cela peut impliquer l'utilisation d'outils tels que des planificateurs, des calendriers ou un logiciel de planification électronique pour gérer les rendez-vous, les réunions et les tâches cliniques. Les infirmières doivent également consacrer du temps aux pauses, aux repas et aux activités de soins personnels pour prévenir l'épuisement professionnel et maintenir le bien-être physique et émotionnel.

La délégation de tâches est un autre aspect important de la gestion et de l'organisation du temps pour les infirmières, en particulier dans les contextes où le nombre de patients est élevé ou où les besoins en soins sont complexes. La délégation implique l'attribution de tâches aux membres appropriés de l'équipe en fonction de leurs aptitudes, de leur formation et de leurs compétences, tout en restant responsable des résultats des soins. Les infirmières doivent communiquer clairement et respectueusement avec leurs collègues lorsqu'elles délèguent des tâches, en fournissant des instructions, des attentes et des délais clairs pour garantir que les tâches sont accomplies de manière sûre et efficace. Les tâches déléguées peuvent inclure des activités de soins de routine aux patients, telles que la surveillance des signes vitaux, l'administration de médicaments ou l'assistance à l'hygiène, ainsi que des tâches non cliniques, telles que le stockage de fournitures ou la documentation des données des patients.

La gestion des interruptions est un défi courant pour les infirmières et peut perturber le flux de travail, augmenter le stress et compromettre la sécurité des patients. Les infirmières doivent développer des stratégies pour minimiser et gérer les interruptions afin de rester concentrées sur les tâches essentielles. Cela peut impliquer de fixer des limites avec les collègues, les patients et les visiteurs, par exemple en désignant des heures spécifiques pour les interruptions ou en redirigeant les demandes non urgentes vers les canaux appropriés. Les infirmières doivent également pratiquer des techniques de communication assertives, telles que le recours à des politiques de « temps morts » ou de « porte fermée », pour gérer les interruptions de manière proactive et affirmée tout en s'assurant que les besoins des patients sont satisfaits.

L'utilisation de la technologie et de l'automatisation peut rationaliser le flux de travail et améliorer l'efficacité de la pratique infirmière. Les infirmières doivent se familiariser avec les systèmes de dossiers de santé électroniques (DSE), les plateformes de communication et autres outils technologiques utilisés dans leurs établissements de soins de santé pour documenter les soins aux patients, communiquer avec leurs collègues et accéder aux informations rapidement et avec précision. Les outils d'automatisation, tels que les systèmes de distribution de médicaments, la lecture de codes-barres et les rappels électroniques, peuvent aider les infirmières à réduire les erreurs, à gagner du temps et à hiérarchiser efficacement les tâches. Les infirmières doivent rester informées des progrès de la technologie des soins de santé et participer à des programmes de formation et d'éducation pour améliorer leurs compétences avec les outils et systèmes numériques.

Le maintien d'un environnement de travail organisé et sans encombrement peut contribuer à améliorer la gestion du temps et l'organisation des infirmières. Les infirmières doivent garder les espaces de travail propres, bien rangés et bien organisés, avec des fournitures, équipements et ressources essentiels facilement accessibles et facilement identifiables. Cela peut impliquer la mise en œuvre de systèmes de stockage, l'étiquetage des étagères et des tiroirs et le désencombrement régulier des zones de travail pour éviter les distractions et faciliter un flux de travail efficace. Les infirmières doivent également développer des systèmes pour gérer la paperasse, la documentation et d'autres tâches administratives, telles que l'utilisation de systèmes de classement, de modèles électroniques ou de listes de contrôle pour rester organisées et sur la bonne voie.

Enfin, les soins personnels sont essentiels pour que les infirmières maintiennent leur résilience, préviennent l'épuisement professionnel et maintiennent leur bien-être à long terme. Les infirmières doivent donner la priorité aux activités de soins personnels, telles que l'exercice, les techniques de relaxation, les passe-temps et les liens sociaux, pour se ressourcer et se rajeunir en dehors des heures de travail. Cela peut impliquer de fixer des limites entre le travail et la vie personnelle, de pratiquer la pleine conscience ou la méditation, de rechercher le soutien de pairs ou de mentors et d'accéder à des ressources pour la santé mentale et le bien-être. En investissant dans les soins personnels, les infirmières peuvent améliorer leur capacité à gérer efficacement leur temps et leur stress, à maintenir leur productivité et leur satisfaction au travail et à prodiguer des soins de haute qualité à leurs patients.

En résumé, la gestion du temps et l'organisation sont des compétences essentielles pour que les infirmières puissent optimiser le flux de travail, prioriser les tâches et maintenir l'efficience et l'efficacité de la prestation des soins aux patients. En établissant des priorités, en créant des horaires, en déléguant des tâches, en gérant les interruptions, en utilisant la technologie, en maintenant un environnement de travail organisé et en prenant soin d'elles-mêmes, les infirmières peuvent améliorer leur capacité à gérer efficacement leur temps et leurs ressources, à minimiser le stress et l'épuisement professionnel et à fournir des soins sécuritaires et compatissants. , et des soins de haute qualité à leurs patients.

Éthique en soins infirmiers

L'éthique est les principes moraux qui guident le comportement et la prise de décision des individus et des professionnels dans leurs interactions avec les autres. En soins infirmiers, les considérations éthiques sont primordiales, car les infirmières sont chargées des soins et du bien-être des patients et sont liées par des codes d'éthique et des normes de pratique. Les dilemmes éthiques sont courants dans la pratique infirmière et peuvent survenir dans des situations où il existe des valeurs, des intérêts ou des obligations contradictoires. Dans ce chapitre, nous explorerons l'importance de l'éthique en soins infirmiers, les principes éthiques clés, les dilemmes éthiques courants et les stratégies de prise de décision éthique dans la pratique infirmière.

L'éthique joue un rôle central dans la pratique infirmière, guidant les infirmières dans leurs interactions avec les patients, les familles, les collègues et les communautés. On attend des infirmières qu'elles respectent des principes éthiques tels que le respect de l'autonomie, de la bienfaisance, de la non-malfaisance, de la justice, de la véracité et de la fidélité dans tous les aspects de leur pratique. Le respect de l'autonomie implique le respect du droit des patients à prendre des décisions éclairées concernant leurs soins et leur traitement, y compris leur droit de refuser un traitement ou de participer aux décisions concernant leurs soins. La bienfaisance fait référence au devoir d'agir dans le meilleur intérêt des patients, en favorisant leur bien-être et en défendant leurs besoins. La non-malfaisance implique l'obligation de ne pas nuire aux patients, en évitant les actions qui pourraient causer un préjudice ou aggraver leur état. La justice exige une répartition juste et équitable des ressources de santé et un accès aux soins, garantissant que tous les patients reçoivent les soins dont ils ont besoin, quels que soient leurs antécédents ou leurs circonstances. La véracité implique d'être honnête et véridique dans toutes les communications avec les patients, les collègues et autres, dans le respect de leur droit à des informations exactes. La fidélité fait référence au devoir de respecter les engagements et obligations professionnels, y compris le maintien de la confidentialité, le respect des limites professionnelles et l'action avec intégrité et honnêteté dans toutes les interactions.

Les dilemmes éthiques sont courants dans la pratique infirmière et peuvent survenir dans des situations où il existe des valeurs, des intérêts ou des obligations contradictoires. Les dilemmes éthiques courants en soins infirmiers comprennent les questions liées au consentement éclairé, aux soins de fin de vie, à la confidentialité, aux conflits d'intérêts, à l'allocation des ressources et aux limites professionnelles. Les infirmières doivent faire face à ces dilemmes avec sensibilité, empathie et professionnalisme, en équilibrant les besoins et les préférences des patients avec les principes éthiques et les obligations juridiques. La prise de décision éthique en soins infirmiers implique un processus systématique d'identification des problèmes éthiques, de collecte d'informations pertinentes, d'examen de plans d'action alternatifs, d'évaluation des conséquences potentielles et de prise d'une décision éthiquement saine et moralement défendable. Les infirmières devraient demander conseil aux codes d'éthique, aux normes de pratique, aux politiques institutionnelles et aux membres de l'équipe interdisciplinaire lorsqu'elles sont confrontées à des dilemmes éthiques, en consultant des collègues, des éthiciens ou d'autres experts, au besoin, pour garantir que les décisions sont éclairées, réfléchies et alignées sur les principes éthiques. .

En plus de la prise de décision éthique individuelle, les infirmières ont également la responsabilité de défendre des pratiques et des politiques éthiques au sein de leurs organisations et communautés de soins de santé. Les infirmières peuvent contribuer au leadership éthique et à la culture organisationnelle en promouvant la transparence, la responsabilité et l'intégrité dans tous les aspects de la prestation des soins de santé. Cela peut impliquer de participer à des comités d'éthique, à des initiatives d'amélioration de la qualité ou à des processus d'élaboration de politiques pour répondre aux préoccupations éthiques et promouvoir des normes de pratique éthiques. Les infirmières devraient également participer à des activités de formation continue et de développement professionnel pour améliorer leur compréhension des questions et des principes éthiques, se tenir informées des progrès en matière d'éthique des soins de santé et contribuer au discours éthique au sein de la profession infirmière.

L'éthique en soins infirmiers s'étend au-delà des actions individuelles pour englober les contextes sociaux, culturels et politiques plus larges dans lesquels les soins de santé sont dispensés. Les infirmières ont la responsabilité de défendre la justice sociale, l'équité et les droits de la personne, en éliminant les obstacles systémiques à la santé et en promouvant l'accès à des soins de qualité pour tous les individus et toutes les communautés. Cela peut impliquer de plaider en faveur de politiques de santé qui s'attaquent aux déterminants sociaux de la santé, tels que la pauvreté, la discrimination et les inégalités, et de remettre en question les pratiques ou politiques qui perpétuent les disparités ou les injustices dans la prestation des soins de santé. Les infirmières devraient s'engager dans des efforts de sensibilisation qui promeuvent les principes et les valeurs éthiques, en collaborant avec les membres d'équipes interdisciplinaires, les organisations communautaires, les décideurs politiques et d'autres parties prenantes pour apporter des changements positifs et faire progresser la santé et le bien-être des individus et des populations.

En résumé, l'éthique est fondamentale à la pratique infirmière et guide les infirmières dans leurs interactions avec les patients, les collègues et les communautés. Les principes éthiques tels que le respect de l'autonomie, la bienfaisance, la non-malfaisance, la justice, la véracité et la fidélité éclairent les décisions et les actions des infirmières dans tous les aspects de leur pratique. Les dilemmes éthiques sont courants en soins infirmiers et nécessitent un examen attentif, une réflexion et une consultation avec des collègues et des experts pour garantir que les décisions sont éthiquement saines et moralement défendables. Les infirmières ont la responsabilité de défendre des pratiques et des politiques éthiques au sein de leurs organisations et communautés, en promouvant la transparence, la responsabilité et la justice sociale dans la prestation des soins de santé. En respectant les principes et les valeurs éthiques, les infirmières peuvent remplir leurs obligations professionnelles, maintenir la confiance des patients et de leurs collègues et contribuer à des résultats positifs dans les soins aux patients et les résultats en matière de santé.

Comportement envers les malades

La manière de se comporter au chevet fait référence à la façon dont les professionnels de la santé interagissent avec les patients lors des rencontres cliniques, en particulier à l'hôpital ou en milieu clinique. Cela englobe la communication verbale et non verbale, l'empathie, la compassion et les compétences interpersonnelles, qui contribuent toutes à l'expérience globale du patient et à sa satisfaction à l'égard des soins. Une attitude positive au chevet du patient est essentielle pour instaurer la confiance, atténuer l'anxiété et favoriser des relations de guérison entre les patients et les prestataires de soins de santé. Dans ce chapitre, nous explorerons l'importance de l'attitude au chevet du patient dans la pratique infirmière, les éléments clés d'une attitude efficace au chevet du patient et les stratégies permettant d'améliorer les compétences en matière d'attitude au chevet du patient.

L'attitude d'une infirmière au chevet du patient joue un rôle crucial dans la perception des soins par le patient et dans son expérience globale dans le milieu de soins. Les patients se souviennent souvent autant de la manière dont ils ont été traités par les prestataires de soins que des interventions médicales qu'ils ont reçues. Une attitude compatissante et empathique au chevet du patient peut avoir un impact profond sur la satisfaction, la confiance et le respect des plans de traitement des patients. À l'inverse, un manque d'empathie ou une mauvaise communication peuvent entraîner des sentiments de frustration, de peur et d'insatisfaction chez les patients, minant la relation thérapeutique et entravant le rétablissement.

Une manière efficace au chevet des patients se caractérise par la chaleur, l'empathie et le respect de la dignité et de l'autonomie des patients. Les infirmières doivent aborder chaque rencontre avec un patient avec un véritable désir de comprendre et de répondre à ses préoccupations, ses craintes et ses préférences. Cela implique d'écouter activement le point de vue des patients, de reconnaître leurs émotions et de valider leurs expériences, même face à des situations difficiles ou lors de l'annonce de nouvelles difficiles. Les infirmières doivent s'efforcer de créer un environnement favorable et sans jugement dans lequel les patients se sentent à l'aise pour exprimer leurs besoins, poser des questions et participer activement à leurs soins.

La communication est la pierre angulaire d'une manière efficace au chevet du patient, englobant à la fois les aspects verbaux et non verbaux de l'interaction. Les infirmières doivent communiquer de manière claire, concise et respectueuse avec les patients, en utilisant un langage adapté au niveau de compréhension et à l'origine culturelle de la personne. Cela peut impliquer d'utiliser un langage simple, d'éviter le jargon médical et de fournir des explications étape par étape pour améliorer la compréhension. Les infirmières doivent également prêter attention aux signaux non verbaux, tels que les expressions faciales, le langage corporel et le ton de la voix, qui peuvent transmettre de l'empathie, du réconfort et de la compréhension aux patients.

L'empathie est un élément clé du comportement au chevet du patient, qui implique la capacité de comprendre et de partager les sentiments d'une autre personne. Les infirmières doivent s'efforcer de comprendre les émotions, les perspectives et les expériences des patients, en faisant preuve de compassion et de sensibilité à l'égard de leurs besoins physiques, émotionnels et spirituels. Cela peut impliquer d'exprimer de l'empathie par le biais d'une écoute active, de valider les émotions des patients et d'offrir des mots de réconfort ou d'encouragement. La communication empathique peut aider les patients à se sentir entendus, compris et soutenus en période de maladie, de douleur ou de détresse, favorisant ainsi la confiance et les relations entre les patients et les infirmières.

Le respect de l'autonomie et de la dignité des patients est un autre aspect essentiel du comportement au chevet du patient. Les infirmières doivent reconnaître et respecter le droit des patients à prendre des décisions éclairées concernant leurs soins, leur traitement et leurs préférences. Cela peut impliquer de discuter des options de traitement, des risques et des avantages avec les patients, de solliciter leurs commentaires et leurs préférences et de les impliquer dans les processus de planification des soins et de prise de décision. Les infirmières doivent également respecter les croyances culturelles, les valeurs et les limites personnelles des patients, en adaptant leur approche de la communication et des soins pour tenir compte des différences et des préférences individuelles.

La compassion est au cœur d'une manière efficace au chevet des patients, poussant les infirmières à aller au-delà de leurs attentes pour apporter réconfort, soutien et encouragement aux patients lorsqu'ils en ont besoin. Les soins compatissants impliquent de faire preuve de gentillesse, de compréhension et d'attention aux besoins des patients, quel que soit leur état de santé ou leur situation. Cela peut impliquer d'offrir un contact réconfortant, de s'asseoir avec les patients pendant les moments de détresse ou de fournir un soutien émotionnel aux patients et à leurs familles. Les infirmières doivent s'efforcer de défendre les intérêts des patients, en leur donnant les moyens d'exprimer leurs préoccupations, de faire valoir leurs droits et de participer activement aux décisions concernant leurs soins.

En résumé, l'attitude au chevet du patient est un élément essentiel de la pratique infirmière qui englobe la communication, l'empathie, le respect et la compassion dans les interactions avec les patients. Une attitude positive au chevet du patient est essentielle pour instaurer la confiance, atténuer l'anxiété et favoriser les relations de guérison entre les patients et les infirmières. En faisant preuve de chaleur, d'empathie et de respect pour l'autonomie et la dignité des patients, les infirmières peuvent améliorer l'expérience du patient, promouvoir le respect des plans de traitement et contribuer à des résultats positifs dans la prestation des soins de santé. Investir dans les compétences au chevet du patient par l'éducation, la formation et l'autoréflexion peut aider les infirmières à cultiver une approche des soins compatissante et centrée

sur le patient qui profite à la fois aux patients et aux prestataires de soins
de santé.

Respecter la vie privée des patients

Le respect de la vie privée des patients est un aspect fondamental de la pratique infirmière qui défend les droits des patients à la confidentialité, à l'autonomie et à la dignité. Les infirmières se voient confier des informations sensibles et confidentielles sur la santé, les antécédents médicaux et la situation personnelle des patients, et doivent prendre des mesures pour protéger ces informations contre toute divulgation non autorisée ou toute utilisation abusive. Le respect de la vie privée des patients implique le maintien de la confidentialité, la sécurisation des informations de santé protégées (PHI) et le respect des normes éthiques et juridiques régissant la vie privée et la confidentialité dans les soins de santé. Dans ce chapitre, nous explorerons l'importance du respect de la vie privée des patients, les principes clés de la confidentialité des patients, les défis et considérations courants ainsi que les stratégies visant à promouvoir la vie privée dans la pratique infirmière.

La confidentialité est une pierre angulaire de la vie privée des patients qui protège le droit des patients de contrôler l'accès à leurs informations personnelles sur la santé. Les infirmières ont le devoir de maintenir la confidentialité des informations sur les patients et de veiller à ce qu'elles ne soient divulguées qu'à des personnes autorisées à des fins légitimes. Cela inclut la protection des dossiers médicaux des patients, des résultats de tests, des plans de traitement et d'autres PHI contre tout accès, utilisation ou divulgation non autorisés. Les infirmières ne doivent accéder aux informations sur les patients qu'en cas de besoin et doivent prendre des précautions pour éviter toute violation accidentelle ou intentionnelle de la confidentialité.

La sécurisation des informations de santé protégées (PHI) est essentielle pour protéger la vie privée des patients et empêcher l'accès non autorisé ou la divulgation d'informations sensibles. Les infirmières doivent suivre les politiques et procédures institutionnelles pour maintenir la sécurité et la confidentialité des RPS, notamment en utilisant des systèmes électroniques sécurisés, des appareils protégés par mot de passe et des méthodes de cryptage pour protéger les données des patients contre tout accès non autorisé ou vol. Les infirmières doivent également être vigilantes quant à la protection des documents physiques et du matériel contenant des RPS, tels que les dossiers médicaux, les dossiers et les rapports, en les stockant dans des armoires verrouillées ou dans des endroits sécurisés et en les jetant correctement lorsqu'ils ne sont plus nécessaires.

Le respect des normes éthiques et juridiques régissant la vie privée et la confidentialité est une responsabilité professionnelle pour les infirmières. Les infirmières sont liées par des codes d'éthique, tels que le code d'éthique de l'American Nurses Association (ANA), qui soulignent l'importance du respect de la confidentialité et du droit à la vie privée des patients. Les infirmières doivent également se conformer aux lois fédérales et étatiques, telles que la Health Insurance Portability and Accountability Act (HIPAA), qui établissent des normes pour la protection des PHI et imposent des sanctions en cas de divulgation non autorisée ou d'utilisation abusive des informations sur les patients. Les infirmières doivent se familiariser avec les lois, réglementations et politiques institutionnelles pertinentes régissant la vie privée et la confidentialité dans les soins de santé et demander conseil à leurs superviseurs ou à des experts juridiques en cas de doute sur la manière de gérer des situations ou des informations sensibles.

Le respect des limites professionnelles est essentiel pour préserver la vie privée des patients et éviter les conflits d'intérêts ou les relations inappropriées. Les infirmières doivent établir des limites claires avec les patients, les collègues et les autres personnes afin de maintenir leur professionnalisme et de respecter les normes éthiques de pratique. Cela peut impliquer de s'abstenir de partager des informations personnelles ou de s'engager dans des interactions sociales avec des patients en dehors du milieu de soins, d'éviter les relations duelles qui pourraient compromettre la relation thérapeutique et de divulguer les conflits d'intérêts ou les préjugés pouvant avoir un impact sur les soins aux patients. Les infirmières doivent également être attentives à leur utilisation des médias sociaux et des canaux de communication électroniques, en veillant à ne pas divulguer d'informations confidentielles sur les patients ni à violer le droit à la vie privée des patients lors des interactions en ligne.

Éduquer les patients sur leurs droits à la vie privée et à la confidentialité est un aspect important de la promotion de la vie privée des patients dans la pratique infirmière. Les infirmières doivent informer les patients sur la manière dont leurs informations seront utilisées et divulguées, obtenir leur consentement pour le traitement et le partage d'informations, et offrir aux patients la possibilité de poser des questions ou d'exprimer leurs préoccupations concernant la vie privée et la confidentialité. Les infirmières doivent également respecter les préférences des patients concernant le partage d'informations avec les membres de la famille, les soignants ou d'autres prestataires de soins de santé, en veillant à ce que les souhaits des patients soient honorés et respectés dans tous les aspects de leurs soins.

En résumé, le respect de la vie privée des patients est une responsabilité éthique et juridique fondamentale pour les infirmières qui implique le maintien de la confidentialité, la protection des informations de santé protégées et le respect des normes de pratique professionnelles. En donnant la priorité à la vie privée et à la confidentialité des patients dans la pratique infirmière, les infirmières peuvent défendre les droits des patients à l'autonomie, à la dignité et au respect, établir la confiance et les relations avec les patients et promouvoir des résultats positifs dans la prestation des soins de santé. En suivant les principes éthiques, les exigences légales et les politiques institutionnelles régissant la vie privée et la confidentialité, les infirmières peuvent garantir que les informations sur les patients sont traitées avec soin et sensibilité, protégeant ainsi le droit à la vie privée des patients et préservant l'intégrité de la relation infirmière-patient.

Sensibilité culturelle

La sensibilité culturelle est la conscience, la compréhension et le respect des valeurs, des croyances, des coutumes, des langues et des pratiques des individus issus de divers horizons culturels. Dans la pratique infirmière, la sensibilité culturelle est essentielle pour fournir des soins centrés sur le patient qui respectent et répondent aux besoins, préférences et perspectives uniques des patients et de leurs familles. En reconnaissant et en adoptant la diversité culturelle, les infirmières peuvent améliorer la communication, instaurer la confiance et améliorer les résultats de santé des individus et des communautés. Dans ce chapitre, nous explorerons l'importance de la sensibilité culturelle dans la pratique infirmière, les principes clés de la compétence culturelle, les défis et considérations communs, ainsi que les stratégies de promotion de la sensibilité culturelle dans les soins de santé.

La sensibilité culturelle est essentielle pour fournir des soins centrés sur le patient et adaptés aux divers besoins et préférences des patients issus de différents milieux culturels, ethniques et linguistiques. Les infirmières doivent reconnaître et respecter les croyances culturelles, les valeurs et les pratiques de leurs patients, en adaptant leur approche des soins pour tenir compte des différences et des préférences individuelles. Cela peut impliquer de comprendre les normes culturelles concernant la communication, la dynamique familiale, les croyances en matière de santé et les processus de prise de décision, ainsi que d'intégrer des considérations culturelles dans la prestation des soins.

La compétence culturelle est un élément clé de la sensibilité culturelle qui implique la capacité d'interagir efficacement avec des personnes issues de divers milieux culturels et de prodiguer des soins respectueux, adaptés et adaptés à leurs besoins culturels. Les infirmières culturellement compétentes possèdent des connaissances, des compétences et des attitudes qui leur permettent de travailler efficacement avec des patients issus de milieux culturels différents, notamment en étant conscientes de leurs propres préjugés et limites culturels. Les soins culturellement compétents impliquent une auto-réflexion, une éducation et une formation continues pour améliorer la conscience, la compréhension et l'humilité culturelles.

L'un des principes fondamentaux de la sensibilité culturelle est le respect de la diversité culturelle et des différences individuelles. Les infirmières doivent aborder chaque rencontre avec un patient avec un esprit ouvert et une volonté d'apprendre du contexte culturel du patient. Cela peut impliquer de poser des questions ouvertes, d'écouter activement les histoires et les expériences des patients, ainsi que de reconnaître et de valider leurs identités et perspectives culturelles. Les infirmières doivent également éviter de formuler des hypothèses ou des stéréotypes basés sur les antécédents culturels d'un patient et doivent chercher à comprendre chaque patient comme un individu unique avec ses propres valeurs, croyances et préférences.

Une communication efficace est essentielle pour promouvoir la sensibilité culturelle dans la pratique infirmière. Les infirmières doivent communiquer de manière claire, respectueuse et empathique avec les patients et leurs familles, en utilisant un langage adapté au niveau de compréhension et à l'origine culturelle de l'individu. Cela peut impliquer de faire appel à des interprètes ou à des traducteurs lorsque des barrières linguistiques existent, d'utiliser un langage simple et d'éviter le jargon médical, et d'être attentif aux signaux non verbaux et aux styles de communication qui peuvent varier selon les cultures. Les infirmières doivent également être conscientes des normes culturelles concernant le contact visuel, le toucher, l'espace personnel et d'autres comportements non verbaux, en adaptant leur approche de communication pour répondre aux préférences culturelles du patient.

La sensibilité culturelle s'étend au-delà des interactions individuelles pour englober les facteurs organisationnels et systémiques plus larges qui ont un impact sur la prestation des soins de santé. Les infirmières devraient plaider en faveur de politiques, de programmes et de pratiques qui favorisent la compétence culturelle et la diversité au sein des organisations de soins de santé, y compris la formation à la diversité, l'éducation aux compétences culturelles, ainsi que le recrutement et la rétention de prestataires de soins de santé diversifiés. Les infirmières devraient également collaborer avec les membres des équipes interdisciplinaires, les organismes communautaires et d'autres parties prenantes pour remédier aux disparités en matière d'accès et de résultats aux soins de santé, promouvoir l'équité en santé et éliminer les obstacles aux soins culturellement sensibles.

En résumé, la sensibilité culturelle est essentielle pour fournir des soins centrés sur le patient qui respectent et répondent aux divers besoins, préférences et perspectives des patients issus de différents milieux culturels. En acceptant la diversité culturelle et en promouvant la compétence culturelle dans la pratique infirmière, les infirmières peuvent améliorer la communication, instaurer la confiance et améliorer les résultats de santé des individus et des communautés. En adoptant des principes de respect, d'humilité et d'empathie et en défendant des politiques et des pratiques sensibles à la culture, les infirmières peuvent contribuer à un système de santé plus inclusif et plus équitable qui répond aux besoins de tous les patients, quelle que soit leur origine culturelle ou leur identité.

Administration des médicaments

L'administration des médicaments est un aspect essentiel de la pratique infirmière qui implique la délivrance sûre et précise des médicaments aux patients. Les infirmières jouent un rôle central dans la gestion des médicaments, en veillant à ce que les patients reçoivent le bon médicament, à la bonne dose, par la bonne voie et au bon moment. En suivant les protocoles établis, en adhérant aux meilleures pratiques et en donnant la priorité à la sécurité des patients, les infirmières peuvent minimiser le risque d'erreurs médicamenteuses et d'événements indésirables liés aux médicaments, promouvoir les résultats thérapeutiques et améliorer la qualité globale des soins aux patients. Dans ce chapitre, nous explorerons l'importance de l'administration des médicaments dans la pratique infirmière, les principes clés de l'administration sécuritaire des médicaments, les défis et considérations courants, ainsi que les stratégies visant à promouvoir la sécurité des médicaments dans les établissements de soins de santé.

L'administration sécuritaire des médicaments est une responsabilité fondamentale des infirmières qui nécessite une attention aux détails, une pensée critique et le respect des protocoles et des normes de pratique établis. Les infirmières doivent connaître les médicaments qu'elles administrent, y compris leurs indications, posologies, voies d'administration, effets secondaires et contre-indications, et doivent vérifier et valider les commandes de médicaments avant de les administrer aux patients. Cela peut impliquer de consulter des prestataires de soins de santé, des pharmaciens ou d'autres membres de l'équipe interdisciplinaire pour clarifier les commandes, résoudre les divergences ou obtenir des informations supplémentaires si nécessaire.

L'un des principes clés de l'administration sécuritaire des médicaments repose sur les « cinq droits » de l'administration des médicaments : le bon patient, le bon médicament, la bonne dose, la bonne voie et le bon moment. Les infirmières doivent vérifier l'identité du patient à l'aide de deux formes d'identification, telles que le nom et la date de naissance, avant d'administrer des médicaments afin de s'assurer qu'elles administrent le médicament au destinataire prévu. Les infirmières doivent également vérifier l'étiquette du médicament par rapport à la commande de médicament et vérifier la posologie, la voie et la fréquence d'administration pour éviter les erreurs de médication.

Un autre principe important de l'administration sécuritaire des médicaments est l'utilisation de processus de bilan comparatif des médicaments pour garantir l'exactitude et l'exhaustivité des listes et des commandes de médicaments tout au long des transitions de soins. Les infirmières doivent examiner et rapprocher les ordonnances de médicaments avec les dossiers médicaux des patients, leurs antécédents médicamenteux et leurs schémas thérapeutiques actuels afin d'identifier et de résoudre les divergences, les duplications ou les interactions potentielles pouvant avoir un impact sur la sécurité des patients. Cela peut impliquer de collaborer avec les patients, les soignants et d'autres prestataires de soins de santé pour obtenir des informations précises et à jour sur les médicaments et pour élaborer un plan de médication complet répondant aux besoins et aux préférences du patient.

L'administration des médicaments par la bonne voie est essentielle pour garantir leur sécurité et leur efficacité. Les infirmières doivent être familiarisées avec les différentes voies d'administration des médicaments, notamment les voies orales, intraveineuses, intramusculaires, sous-cutanées et topiques, et doivent suivre les lignes directrices et les protocoles établis pour chaque voie afin de minimiser le risque de complications ou d'effets indésirables. Les infirmières doivent également évaluer et surveiller les patients pour déceler les effets secondaires potentiels ou les réactions indésirables aux médicaments, en intervenant rapidement et de manière appropriée pour répondre à toute préoccupation et garantir la sécurité des patients.

En plus d'administrer les médicaments en toute sécurité, les infirmières doivent également documenter l'administration des médicaments de manière précise et complète dans les dossiers médicaux des patients. La documentation doit inclure le nom du médicament, la posologie, la voie d'administration, l'heure d'administration, le site (le cas échéant) et toute évaluation ou observation pertinente, telle que les signes vitaux ou les réponses du patient. Les infirmières doivent également documenter toute éducation fournie aux patients, y compris les instructions sur la prise des médicaments, les effets secondaires potentiels et les précautions à suivre. Une documentation précise est essentielle pour maintenir la continuité des soins, faciliter la communication entre les membres de l'équipe soignante et garantir la sécurité des patients et la qualité des soins.

Des difficultés liées à l'administration des médicaments peuvent survenir en raison de facteurs tels qu'une acuité élevée du patient, des contraintes de temps, des interruptions, des distractions ou des ressources inadéquates. Les infirmières doivent être vigilantes et proactives face à ces défis afin de minimiser le risque d'erreurs médicamenteuses et d'événements indésirables. Cela peut impliquer la mise en œuvre de stratégies telles que des processus de bilan comparatif des médicaments, une technologie de lecture de codes-barres, des systèmes de distribution automatisés, des procédures de double vérification et des protocoles standardisés pour les médicaments à haut risque afin d'améliorer la sécurité des médicaments et de réduire le risque d'erreurs.

En résumé, l'administration des médicaments est un aspect essentiel de la pratique infirmière qui nécessite une attention aux détails, une pensée critique et le respect des protocoles et des normes de pratique établis. En suivant les principes d'administration sécuritaire des médicaments, notamment les cinq droits liés à l'administration des médicaments, la vérification des commandes de médicaments, l'administration des médicaments par la bonne voie, la documentation précise de l'administration et la résolution proactive des problèmes, les infirmières peuvent minimiser le risque d'erreurs médicamenteuses et d'événements indésirables liés aux médicaments. promouvoir les résultats thérapeutiques et améliorer la qualité globale des soins aux patients. En donnant la priorité à la sécurité des patients et en promouvant une culture de sécurité des médicaments dans les établissements de soins de santé, les infirmières peuvent contribuer à l'amélioration des résultats pour les patients et à un environnement de soins de santé plus sûr pour tous.

Documentation et cartographie

La documentation et la création de dossiers sont des éléments essentiels de la pratique infirmière qui impliquent l'enregistrement précis et opportun des évaluations, des interventions, des observations et des résultats des patients. La documentation sert de dossier juridique et professionnel des soins prodigués aux patients et facilite la communication entre les membres de l'équipe soignante. En documentant les soins de manière complète et précise, les infirmières peuvent assurer la continuité des soins, promouvoir la sécurité des patients et soutenir la prise de décision clinique. Dans ce chapitre, nous explorerons l'importance de la documentation et de la cartographie dans la pratique infirmière, les principes clés d'une documentation efficace, les défis et considérations courants, ainsi que les stratégies visant à promouvoir l'exactitude et l'exhaustivité de la documentation dans les établissements de soins de santé.

La documentation est un aspect essentiel de la pratique infirmière qui répond à plusieurs objectifs, notamment aux exigences légales, réglementaires et professionnelles. Les infirmières sont légalement et éthiquement tenues de documenter tous les aspects des soins aux patients de manière précise et complète, y compris les évaluations, les interventions, les médicaments administrés, les réponses des patients et tout changement important de leur état de santé. La documentation fournit un dossier des soins prodigués aux patients et sert de moyen de communication entre les membres de l'équipe soignante, assurant la continuité des soins et facilitant la collaboration et la coordination des services.

Une documentation efficace se caractérise par son exactitude, son exhaustivité, son actualité et sa clarté. Les infirmières doivent s'efforcer de documenter les soins en temps opportun, de préférence immédiatement après avoir prodigué les soins ou dès que possible par la suite, afin de garantir l'exactitude et l'exhaustivité des informations.

Cela peut impliquer l'utilisation de systèmes de dossiers de santé électroniques (DSE), d'appareils portables ou de formulaires papier pour documenter les soins sur le lieu de soins, minimisant ainsi le risque d'erreurs ou d'omissions. Les infirmières doivent également utiliser un langage clair, concis et objectif lorsqu'elles documentent les soins, en évitant les abréviations, les acronymes ou le jargon qui pourraient être mal compris ou mal interprétés par d'autres.

L'un des principes clés d'une documentation efficace est l'utilisation de formats et d'une terminologie standardisés pour garantir la cohérence et l'uniformité des pratiques de documentation. Les infirmières doivent suivre les politiques et les lignes directrices de l'établissement en matière de documentation et de cartographie, y compris les modèles de documentation standardisés, la terminologie et les abréviations, afin de promouvoir la clarté et l'exactitude de la documentation. Cela peut impliquer l'utilisation de listes de contrôle, de schémas de traitement ou de notes narratives pour documenter les évaluations, les interventions et les observations d'une manière structurée et organisée, facile à lire et à comprendre.

La documentation doit refléter le processus infirmier ainsi que les besoins et préférences individualisés de chaque patient. Les infirmières doivent documenter les évaluations, les interventions et les résultats de manière systématique et logique, en suivant le processus infirmier d'évaluation, de diagnostic, de planification, de mise en œuvre et d'évaluation. Cela peut impliquer de documenter des données subjectives et objectives, des diagnostics infirmiers, des objectifs et des résultats, des interventions infirmières et des réponses des patients aux soins, en utilisant des lignes directrices de pratique fondées sur des données probantes et le jugement clinique pour guider la prise de décision et la documentation.

En plus de documenter les soins directs aux patients, les infirmières doivent également documenter toute communication, collaboration ou coordination des soins avec d'autres membres de l'équipe de soins, notamment les médecins, les pharmaciens, les thérapeutes et autres professionnels paramédicaux. Cela peut impliquer de documenter les appels téléphoniques, les consultations, les références ou les réunions d'équipe interdisciplinaires, ainsi que toutes les recommandations, ordonnances ou actions de suivi convenues au cours de ces interactions. La documentation de la communication et de la collaboration entre les membres de l'équipe est essentielle pour assurer la continuité des soins, promouvoir la communication interdisciplinaire et minimiser le risque d'erreurs ou de malentendus.

Des défis en matière de documentation et de cartographie peuvent survenir en raison de facteurs tels que la charge de travail, les contraintes de temps, les interruptions, les distractions ou une formation ou des ressources inadéquates. Les infirmières doivent être vigilantes et proactives face à ces défis afin de garantir que la documentation est exacte, complète et opportune. Cela peut impliquer de prioriser les tâches de documentation, d'allouer suffisamment de temps à la documentation pendant les quarts de travail, de minimiser les distractions et de rechercher l'aide ou le soutien de collègues ou de superviseurs en cas de besoin. Les infirmières devraient également plaider en faveur de politiques, de pratiques et de technologies qui soutiennent des processus de documentation efficients et efficaces, tels que les systèmes de dossiers de santé électroniques (DSE), les logiciels de reconnaissance vocale ou les appareils de documentation mobiles, afin de rationaliser les flux de travail de documentation et d'améliorer l'exactitude et l'exhaustivité de la documentation.

En résumé, la documentation et les dossiers sont des éléments essentiels de la pratique infirmière qui soutiennent la continuité des soins, favorisent la sécurité des patients et facilitent la communication entre les membres de l'équipe de soins. En suivant les principes d'une documentation efficace, notamment l'exactitude, l'exhaustivité, l'actualité et la clarté, les infirmières peuvent garantir que la documentation reflète les soins prodigués aux patients et soutient la prise de décision clinique et la communication. En relevant les défis liés à la documentation et en défendant des politiques, des pratiques et des technologies qui soutiennent des processus de documentation efficients et efficaces, les infirmières peuvent améliorer l'exactitude et l'exhaustivité de la documentation et contribuer à l'amélioration des résultats pour les patients et de la qualité des soins.

Thérapie IV et phlébotomie

La thérapie IV et la phlébotomie sont deux procédures infirmières essentielles qui impliquent l'insertion et la gestion de cathéters intraveineux (IV) pour l'administration de liquides, de médicaments, de produits sanguins et de prélèvements sanguins à des fins de diagnostic. Les deux procédures nécessitent des connaissances, des compétences et une formation spécialisées pour garantir la sécurité et le confort du patient tout en minimisant le risque de complications. Dans ce chapitre, nous explorerons les principes et procédures impliqués dans la thérapie IV et la phlébotomie, les indications et considérations courantes, ainsi que les stratégies pour promouvoir une pratique sûre et efficace.

Thérapie IV :

La thérapie intraveineuse (IV) implique l'administration de liquides, de médicaments et d'autres solutions directement dans la circulation sanguine via une veine. La thérapie IV est couramment utilisée pour maintenir l'hydratation, administrer des médicaments, fournir de la nutrition et administrer des produits sanguins aux patients présentant divers problèmes de santé ou besoins de traitement. Les infirmières jouent un rôle central dans la thérapie IV, notamment en évaluant l'état hydrique et électrolytique des patients, en sélectionnant les sites d'accès IV et les cathéters appropriés, en insérant et en entretenant les cathéters IV, en surveillant les patients pour détecter les complications et en fournissant une éducation et un soutien aux patients.

La première étape du traitement IV consiste à évaluer l'état clinique du patient, notamment son volume de liquide, son état d'hydratation, ses besoins nutritionnels et ses besoins en médicaments. Les infirmières doivent effectuer une évaluation approfondie des veines, de l'intégrité de la peau et de l'état de santé général du patient afin de déterminer le site d'accès IV et la taille du cathéter les plus appropriés pour le patient. Les facteurs à prendre en compte comprennent l'âge du patient, ses antécédents médicaux, son diagnostic, son plan de traitement et la durée prévue du traitement IV.

La sélection d'un site d'accès IV et d'une taille de cathéter appropriés est essentielle pour garantir le succès du traitement IV et minimiser le risque de complications. Les sites d'accès IV courants comprennent les veines de la main, de l'avant-bras, de la fosse antécubitale et du haut du bras, le choix du site dépendant de facteurs tels que la taille de la veine, l'accessibilité et les préférences du patient. Les infirmières doivent sélectionner la plus petite taille de cathéter adaptée au but prévu de la thérapie IV, en tenant compte de la viscosité de la solution à administrer et du débit requis.

L'insertion et l'entretien des cathéters IV nécessitent des compétences et de la précision pour minimiser le risque de complications telles que la phlébite, l'infiltration, l'extravasation, l'infection et la thrombose. Les infirmières doivent suivre les techniques aseptiques et les protocoles institutionnels pour l'insertion et les soins du cathéter IV, y compris l'hygiène des mains, la préparation de la peau, la technique d'insertion du cathéter, la fixation du cathéter et le changement des pansements. Les infirmières doivent également surveiller régulièrement le site IV à la recherche de signes de complications, tels qu'un gonflement, une rougeur, une douleur ou une fuite, et intervenir rapidement pour répondre à tout problème et prévenir d'autres complications.

La surveillance des patients recevant une thérapie IV est essentielle pour garantir leur sécurité et leur bien-être. Les infirmières doivent surveiller les signes vitaux, l'apport et le débit, les niveaux d'électrolytes et d'autres paramètres pertinents pour évaluer la réponse du patient au traitement IV et détecter toute complication ou effet indésirable. Les infirmières doivent également fournir une éducation et un soutien aux patients concernant la thérapie IV, y compris des informations sur l'objectif de la thérapie IV, les résultats attendus, les complications potentielles et les mesures d'autosoins visant à promouvoir le confort et la sécurité.

Phlébotomie:

La phlébotomie est le processus consistant à obtenir des échantillons de sang de patients à des fins de diagnostic ou à des fins thérapeutiques. La phlébotomie est couramment réalisée pour collecter du sang à des fins d'analyse en laboratoire, notamment une formule sanguine complète (CBC), des panels de chimie sanguine, des études de coagulation, ainsi que des groupes sanguins et des tests de compatibilité croisée. Les infirmières jouent un rôle essentiel dans la phlébotomie, notamment en évaluant l'accès veineux des patients, en effectuant des ponctions veineuses, en collectant des échantillons de sang, en étiquetant et en transportant des échantillons et en surveillant les patients pour détecter les complications.

La première étape de la phlébotomie consiste à évaluer l'état clinique du patient et à identifier les sites d'accès veineux appropriés pour le prélèvement sanguin. Les infirmières doivent évaluer la taille, la visibilité et la palpabilité des veines du patient, en sélectionnant le site le plus approprié pour la ponction veineuse en fonction de facteurs tels que la qualité des veines, le confort du patient et le volume de sang requis pour les tests. Les sites de ponction veineuse courants comprennent la fosse antécubitale, les veines dorsales de la main, les veines de l'avant-bras et la face médiale du bras.

La réalisation d'une ponction veineuse nécessite des compétences et de la précision pour obtenir un échantillon de sang de manière sûre et efficace tout en minimisant l'inconfort du patient et le risque de complications. Les infirmières doivent suivre les techniques aseptiques et les protocoles institutionnels en matière de ponction veineuse, notamment l'hygiène des mains, l'identification du patient, la préparation de la peau, la technique d'insertion de l'aiguille et la méthode de prélèvement sanguin. Les infirmières doivent également utiliser des équipements appropriés, tels que des aiguilles stériles, des tubes de prélèvement et des dispositifs de sécurité, pour garantir la sécurité et l'intégrité de l'échantillon de sang.

La collecte d'échantillons de sang nécessite une attention particulière aux détails et à la précision pour garantir que les échantillons sont correctement étiquetés, identifiés et transportés pour analyse. Les infirmières doivent étiqueter les tubes de prélèvement sanguin avec le nom du patient, sa date de naissance, son numéro de dossier médical et d'autres informations pertinentes, conformément aux protocoles institutionnels et aux exigences réglementaires en matière d'étiquetage des échantillons. Les infirmières doivent également documenter la procédure, y compris le site de ponction veineuse, le nombre et le type de tubes prélevés, ainsi que toute complication ou observation, dans le dossier médical du patient.

La surveillance des patients après une phlébotomie est importante pour détecter et gérer les complications telles qu'un hématome, un saignement ou des réactions vasovagales. Les infirmières doivent évaluer le site de ponction veineuse à la recherche de signes de saignement, de gonflement ou d'inconfort et procéder aux interventions appropriées, telles que l'application d'une pression sur le site, l'élévation du membre ou l'application de blocs de glace si nécessaire. Les infirmières doivent également surveiller les signes vitaux du patient et évaluer les symptômes de réactions vasovagales, tels que des étourdissements, une pâleur, des sueurs ou des nausées, et rassurer et soutenir le patient si nécessaire.

En résumé, la thérapie IV et la phlébotomie sont des procédures infirmières essentielles qui impliquent l'insertion et la gestion de cathéters IV et le prélèvement d'échantillons de sang à des fins de diagnostic. Les infirmières jouent un rôle central dans l'exécution de ces procédures de manière sûre et efficace, notamment en évaluant l'accès veineux des patients, en sélectionnant les sites d'accès et les cathéters appropriés, en insérant et en entretenant des cathéters IV, en effectuant des ponctions veineuses, en prélevant des échantillons de sang et en surveillant les patients pour déceler des complications. En suivant les meilleures pratiques, en adhérant aux protocoles institutionnels et en donnant la priorité à la sécurité et au confort des patients, les infirmières peuvent garantir le succès des procédures de thérapie intraveineuse et de phlébotomie et contribuer à des résultats positifs pour les patients dans les établissements de soins de santé.

La gestion du stress

Le stress fait inévitablement partie de la vie et, en tant qu'infirmière, vous pouvez être confrontée à divers facteurs de stress dans votre vie personnelle et professionnelle. Qu'il s'agisse de charges de travail exigeantes, de longs quarts de travail, de situations émotionnelles et de scénarios de soins aux patients difficiles, les soins infirmiers peuvent être éprouvants mentalement et physiquement. Cependant, l'apprentissage de techniques efficaces de gestion du stress peut vous aider à faire face au stress, à maintenir votre bien-être et à continuer de prodiguer des soins de haute qualité à vos patients. Dans ce chapitre, nous explorerons les stratégies de gestion du stress en tant qu'infirmière, y compris les pratiques de soins personnels, les mécanismes d'adaptation et les ressources de soutien.

En tant qu'infirmière, il est essentiel de reconnaître les signes et symptômes du stress et de donner la priorité à votre propre bien-être. Les signes courants de stress peuvent inclure la fatigue, l'irritabilité, des difficultés de concentration, des changements dans l'appétit ou les habitudes de sommeil et des symptômes physiques tels que des maux de tête ou des tensions musculaires. Si vous remarquez ces signes chez vous, il est essentiel de prendre des mesures proactives pour gérer le stress et éviter qu'il n'affecte votre santé et votre rendement au travail.

Une stratégie efficace de gestion du stress consiste à prendre régulièrement soin de soi. Prendre soin de soi implique de prendre le temps de prioriser vos besoins en matière de santé physique, émotionnelle et mentale, même au milieu d'un emploi du temps chargé. Cela peut inclure la participation à des activités que vous aimez et que vous trouvez relaxantes, comme l'exercice, la méditation, le yoga, la lecture, passer du temps avec vos proches ou poursuivre des passe-temps. En réservant du temps pour des activités de soins personnels, vous pouvez recharger vos batteries, réduire votre niveau de stress et améliorer votre bien-être général.

Une autre technique utile de gestion du stress consiste à développer des mécanismes d'adaptation sains pour faire face aux facteurs de stress dans votre vie. Cela peut impliquer d'adopter un état d'esprit positif, de recadrer les pensées négatives et de pratiquer des techniques de pleine conscience ou de relaxation pour vous aider à rester calme et concentré dans des situations stressantes. Des exercices de respiration profonde, une relaxation musculaire progressive et des techniques de visualisation peuvent être particulièrement efficaces pour gérer le stress aigu et favoriser la relaxation.

Il est également important de fixer des limites et de prioriser les tâches pour éviter de vous laisser submerger par votre charge de travail. Apprenez à déléguer des tâches lorsque cela est approprié et n'hésitez pas à demander de l'aide ou du soutien à vos collègues ou superviseurs en cas de besoin. En organisant votre charge de travail, en fixant des objectifs réalistes et en divisant les tâches en parties gérables, vous pouvez réduire le stress et augmenter votre sentiment de contrôle sur votre environnement de travail.

En plus des stratégies de soins personnels et d'adaptation, il est essentiel de demander le soutien des autres lorsque vous vous sentez stressé ou dépassé. Parler de vos sentiments à un ami de confiance, un membre de votre famille ou un collègue peut apporter une validation et un soutien émotionnels. Envisagez de rejoindre un groupe de soutien pour infirmières ou de rechercher des conseils ou une thérapie si vous avez du mal à faire face au stress par vous-même. N'oubliez pas que demander de l'aide est un signe de force et non de faiblesse, et qu'il existe des ressources disponibles pour vous soutenir.

Enfin, n'oubliez pas de faire des pauses et de privilégier le repos et la détente dans votre quotidien. Dormez suffisamment, adoptez une alimentation équilibrée et pratiquez une activité physique régulière pour soutenir votre santé globale et votre résilience au stress. N'oubliez pas que prendre soin de soi n'est pas égoïste : il est essentiel au maintien de votre bien-être et de votre capacité à prodiguer des soins empreints de compassion à vos patients.

En résumé, la gestion du stress est une compétence essentielle que les infirmières doivent cultiver afin de maintenir leur bien-être et de prodiguer des soins de qualité à leurs patients. En prenant soin d'elles-mêmes, en développant des mécanismes d'adaptation sains, en fixant des limites, en recherchant du soutien et en donnant la priorité au repos et à la relaxation, les infirmières peuvent gérer efficacement le stress et s'épanouir dans leur profession exigeante. N'oubliez pas que vous n'êtes pas seul à faire face au stress et qu'il existe des ressources et des systèmes de soutien disponibles pour vous aider à relever les défis de la pratique infirmière.

L'équilibre travail-vie

Il est crucial pour les infirmières de parvenir à un équilibre sain entre vie professionnelle et vie privée afin de maintenir leur bien-être, de prévenir l'épuisement professionnel et de poursuivre une carrière épanouissante dans le domaine de la santé. Les infirmières sont souvent confrontées à de longues heures de travail, à des horaires exigeants et à des environnements de travail émotionnellement difficiles, ce qui peut rendre difficile la recherche de temps pour leurs intérêts personnels, leurs relations et leurs soins personnels. Cependant, donner la priorité à l'équilibre travail-vie personnelle est essentiel pour maintenir la santé physique et mentale, favoriser la satisfaction au travail et pérenniser la réussite professionnelle à long terme. Dans ce chapitre, nous explorerons les stratégies permettant d'atteindre l'équilibre travail-vie personnelle en tant qu'infirmière, y compris les techniques de gestion du temps, les stratégies de fixation des limites et les pratiques de soins personnels.

Trouver un équilibre entre le travail et la vie personnelle commence par fixer des limites et des priorités claires. Les infirmières doivent établir des attentes réalistes concernant leurs heures de travail, leurs engagements et leurs responsabilités, et communiquer efficacement ces limites à leurs collègues, superviseurs et membres de la famille. Cela peut impliquer de fixer des limites aux heures supplémentaires, de planifier des pauses et des jours de congé réguliers et de dire avec fermeté tout travail ou toute responsabilité supplémentaire lorsque cela est nécessaire pour protéger votre temps personnel.

Une gestion efficace du temps est essentielle pour que les infirmières puissent concilier avec succès les exigences du travail et de la vie personnelle. Les infirmières doivent prioriser les tâches, déléguer les responsabilités lorsque cela est possible et utiliser des stratégies permettant de gagner du temps pour maximiser la productivité et l'efficacité au travail. Cela peut impliquer l'utilisation d'outils technologiques tels que des applications de calendrier, des listes de tâches ou des systèmes de gestion des tâches pour organiser et hiérarchiser les tâches, rationaliser la communication et minimiser les distractions. En gérant efficacement leur temps, les infirmières peuvent réduire leur stress, accroître leur sentiment de contrôle et consacrer plus de temps à des activités en dehors du travail.

Créer des limites entre le travail et la vie personnelle est essentiel pour maintenir l'équilibre et prévenir l'épuisement professionnel. Les infirmières doivent s'efforcer de laisser les préoccupations et le stress liés au travail sur leur lieu de travail et de se concentrer sur le plaisir de leur temps libre et sur la poursuite d'activités qui leur apportent joie et épanouissement. Cela peut impliquer d'établir des rituels ou des routines pour passer du mode travail au mode personnel, comme changer de vêtements de travail, pratiquer des techniques de relaxation ou passer du temps avec ses proches. En créant des limites claires entre le travail et la vie personnelle, les infirmières peuvent recharger leurs batteries, réduire le stress et maintenir leur bien-être général.

Les soins personnels sont essentiels pour que les infirmières puissent maintenir leur santé physique, émotionnelle et mentale tout en gérant les exigences de leur profession. Les infirmières doivent donner la priorité aux activités de soins personnels telles que l'exercice, la nutrition, le sommeil et les techniques de relaxation pour favoriser leur bien-être et leur résilience au stress. Cela peut impliquer de réserver du temps pour une activité physique régulière, de pratiquer la pleine conscience ou la méditation, de dormir suffisamment et de s'adonner à des passe-temps ou à des activités qui apportent de la joie et de l'épanouissement. En donnant la priorité aux soins personnels, les infirmières peuvent reconstituer leurs réserves d'énergie, réduire le risque d'épuisement professionnel et améliorer leur capacité à prodiguer des soins empreints de compassion à leurs patients.

Il est essentiel que les infirmières recherchent le soutien de leurs collègues, amis et membres de leur famille pour relever avec succès les défis de l'équilibre travail-vie personnelle. Les infirmières ne devraient pas hésiter à demander de l'aide ou des conseils en cas de besoin et à s'appuyer sur leurs réseaux de soutien pour obtenir un soutien émotionnel, des encouragements et de la camaraderie. Se connecter avec d'autres personnes qui comprennent les exigences et les pressions uniques des soins infirmiers peut apporter une validation, une perspective et une solidarité, aidant ainsi les infirmières à se sentir moins isolées et dépassées par les exigences de leur profession.

En résumé, parvenir à un équilibre travail-vie personnelle est essentiel pour que les infirmières maintiennent leur bien-être, préviennent l'épuisement professionnel et poursuivent une carrière épanouissante dans le domaine de la santé. En fixant des limites claires, en gérant efficacement leur temps, en donnant la priorité aux soins personnels et en recherchant le soutien des autres, les infirmières peuvent créer un équilibre sain entre le travail et la vie personnelle qui leur permet de s'épanouir tant sur le plan personnel que professionnel. N'oubliez pas que l'équilibre travail-vie personnelle est un processus continu qui nécessite une attention et des efforts continus, mais en donnant la priorité à l'équilibre et aux soins personnels, les infirmières peuvent profiter d'une carrière longue et enrichissante en soins infirmiers tout en profitant d'une vie personnelle épanouie en dehors du travail.

Systèmes de support

Dans le domaine exigeant des soins infirmiers, la mise en place de systèmes de soutien solides est essentielle au maintien du bien-être mental, émotionnel et physique. Les infirmières sont souvent confrontées à des niveaux élevés de stress, d'épuisement de compassion et de défis émotionnels dans leur travail, ce qui rend crucial de disposer d'un réseau de soutien sur lequel s'appuyer pendant les moments difficiles. Les systèmes de soutien peuvent prendre diverses formes, notamment des collègues, des superviseurs, des amis, des membres de la famille, des réseaux professionnels et des professionnels de la santé mentale. Dans ce chapitre, nous explorerons l'importance des systèmes de soutien pour les infirmières et les stratégies permettant de créer et d'accéder à un soutien sur le lieu de travail et au-delà.

Les collègues constituent souvent la première ligne de soutien pour les infirmières confrontées à des difficultés dans leur travail. Construire des relations positives avec des collègues et favoriser une culture de collaboration et de travail d'équipe peut créer un environnement de travail favorable dans lequel les infirmières se sentent à l'aise pour demander de l'aide, des conseils et des encouragements à leurs pairs. Les collègues peuvent offrir une aide pratique, partager leurs expériences et leurs idées et apporter un soutien émotionnel dans les moments difficiles, aidant ainsi les infirmières à se sentir moins isolées et dépassées par les exigences de leur profession.

Les superviseurs et les mentors jouent également un rôle essentiel en fournissant soutien et conseils aux infirmières dans leur développement professionnel. Les superviseurs peuvent offrir des commentaires, un encadrement et un mentorat pour aider les infirmières à faire face aux situations difficiles, à développer de nouvelles compétences et à faire progresser leur carrière. En favorisant une communication ouverte et l'accessibilité, les superviseurs peuvent créer un environnement de travail favorable dans lequel les infirmières se sentent habilitées à demander de l'aide et des conseils en cas de besoin, favorisant ainsi une culture d'apprentissage et de croissance.

Les amis et les membres de la famille en dehors du travail peuvent apporter un soutien inestimable aux infirmières dans la gestion du stress et des exigences de leur profession. Avoir un solide réseau de soutien composé d'amis et de membres de la famille qui comprennent et apprécient les défis des soins infirmiers peut fournir une validation émotionnelle, un encouragement et une perspective dans les moments difficiles. Passer du temps avec ses proches, participer à des activités agréables et partager des expériences peuvent aider les infirmières à recharger leurs batteries, à réduire le stress et à maintenir un équilibre sain entre vie professionnelle et vie privée.

Les réseaux et organisations professionnels peuvent également offrir un soutien et des ressources précieux aux infirmières dans leur carrière. Rejoindre des associations professionnelles, assister à des conférences et participer à des événements de réseautage peuvent offrir aux infirmières la possibilité d'entrer en contact avec leurs pairs, de partager leurs connaissances et leurs expériences et d'accéder à des ressources et à un soutien pour le développement de carrière. Les réseaux professionnels peuvent proposer des programmes de mentorat, des opportunités de formation et des efforts de plaidoyer pour soutenir les infirmières dans leur croissance et leur avancement professionnels.

En plus des systèmes de soutien informels, les services de soutien formels tels que les programmes d'aide aux employés (PAE) et les services de conseil peuvent fournir un soutien confidentiel et professionnel aux infirmières confrontées à un stress lié au travail, à un épuisement professionnel ou à des problèmes de santé mentale. Les PAE offrent des conseils, des services d'aiguillage et des ressources pour relever un large éventail de défis personnels et professionnels, notamment la gestion du stress, l'équilibre travail-vie personnelle, la résolution de conflits et le bien-être émotionnel. En accédant à ces services, les infirmières peuvent recevoir le soutien et les conseils dont elles ont besoin pour résoudre les problèmes de manière proactive et efficace, favorisant ainsi leur santé globale et leur résilience.

En résumé, les systèmes de soutien sont essentiels pour que les infirmières puissent relever avec succès les défis de leur profession et maintenir leur bien-être et leur satisfaction au travail. En obtenant et en accédant au soutien de collègues, de superviseurs, d'amis, de membres de la famille, de réseaux professionnels et de services de soutien formels, les infirmières peuvent se sentir soutenues, autonomes et résilientes dans leur carrière. N'oubliez pas que demander de l'aide est un signe de force et non de faiblesse, et qu'il existe des ressources et des systèmes de soutien pour aider les infirmières à faire face aux exigences de leur profession et à s'épanouir dans leur rôle.

Formation continue

La formation continue est un élément essentiel de la pratique infirmière qui garantit que les infirmières se tiennent au courant des progrès en matière de soins de santé, maintiennent leurs compétences dans leur rôle et fournissent des soins de haute qualité à leurs patients. Dans le domaine des soins de santé en évolution rapide, la formation continue et le développement professionnel sont essentiels pour que les infirmières puissent s'adapter aux changements dans les normes de pratique, la technologie et les lignes directrices fondées sur des données probantes. Dans ce chapitre, nous explorerons l'importance de la formation continue pour les infirmières, les opportunités de développement professionnel disponibles et les stratégies pour intégrer l'apprentissage continu dans la pratique infirmière.

La formation continue offre aux infirmières la possibilité d'élargir leurs connaissances, leurs compétences et leur expertise dans divers domaines de la pratique infirmière. En participant à des activités de formation continue, telles que des ateliers, des séminaires, des conférences, des webinaires et des cours en ligne, les infirmières peuvent se tenir au courant des derniers résultats de recherche, des lignes directrices cliniques et des meilleures pratiques dans leurs domaines de spécialité. La formation continue permet également aux infirmières d'explorer de nouveaux sujets, d'obtenir des certifications ou des titres de compétences avancés et de développer des compétences spécialisées qui améliorent leur capacité à fournir des soins de qualité à leurs patients.

En plus de rester à jour en matière de connaissances et de compétences cliniques, la formation continue aide également les infirmières à remplir les exigences d'autorisation d'exercer et de certification, à conserver leurs titres de compétences professionnels et à respecter les normes réglementaires d'exercice. De nombreux organismes de réglementation et organisations professionnelles exigent que les infirmières suivent un certain nombre d'heures ou de crédits de formation continue dans un délai spécifié pour renouveler leur permis ou leur certification. En participant à des programmes de formation continue agréés, les infirmières peuvent garantir le respect des exigences réglementaires et démontrer leur engagement à maintenir leurs compétences dans leur profession.

La formation continue joue un rôle crucial dans l'avancement de la pratique infirmière et l'amélioration des résultats pour les patients. Grâce à l'apprentissage et au développement professionnel continus, les infirmières peuvent améliorer leurs capacités de pensée critique, leurs capacités de raisonnement clinique et leurs capacités de résolution de problèmes, leur permettant ainsi de prodiguer des soins fondés sur des données probantes et centrés sur le patient. La formation continue permet également aux infirmières d'innover, de s'adapter aux changements dans les modèles de prestation de soins de santé et de mettre en œuvre de nouvelles technologies et interventions qui améliorent la sécurité des patients, la qualité des soins et les résultats en matière de santé.

Les opportunités de formation continue pour les infirmières sont disponibles via divers canaux, notamment les établissements universitaires, les organismes de soins de santé, les associations professionnelles et les plateformes d'apprentissage en ligne. Les établissements universitaires proposent des programmes menant à un diplôme, des cours de certificat et des modules de formation continue dans diverses spécialités et sous-spécialités infirmières, permettant aux infirmières de poursuivre des études et une formation avancées dans des domaines d'intérêt ou de besoins. Les établissements de santé peuvent proposer une formation continue, des programmes de développement du personnel ou des évaluations des compétences cliniques pour soutenir l'apprentissage continu et le développement des compétences de leur personnel infirmier.

Les associations et organisations professionnelles jouent un rôle important en offrant des opportunités de formation continue aux infirmières par le biais de conférences, d'ateliers, de séminaires et de ressources en ligne. De nombreuses organisations d'infirmières offrent des avantages aux membres, tels que l'accès à du matériel pédagogique, à des publications et à des communautés en ligne où les infirmières peuvent échanger des connaissances et des idées, réseauter avec leurs pairs et accéder à des ressources de développement professionnel. Les associations professionnelles plaident également en faveur de politiques et d'initiatives qui soutiennent l'apprentissage tout au long de la vie et la formation continue des infirmières, favorisant ainsi une culture d'excellence et d'innovation dans la pratique infirmière.

Les plateformes d'apprentissage et les ressources pédagogiques en ligne sont devenues de plus en plus populaires auprès des infirmières à la recherche d'options flexibles et pratiques pour la formation continue. Les cours en ligne, les webinaires et les conférences virtuelles offrent aux infirmières la possibilité d'apprendre à leur propre rythme, selon leur propre horaire, depuis n'importe quel endroit disposant d'une connexion Internet. Ces ressources couvrent un large éventail de sujets, depuis les compétences cliniques et la pratique fondée sur des données probantes jusqu'au leadership, à la gestion et au développement professionnel, permettant aux infirmières d'adapter leurs expériences d'apprentissage à leurs intérêts individuels et à leurs objectifs de carrière.

En résumé, la formation continue est essentielle pour que les infirmières puissent se tenir au courant des progrès des soins de santé, maintenir leurs compétences dans leur rôle et fournir des soins de haute qualité à leurs patients. En participant à des activités de formation continue, les infirmières peuvent élargir leurs connaissances, leurs compétences et leur expertise, remplir les exigences d'autorisation d'exercice et de certification, faire progresser leur carrière et améliorer les résultats pour les patients. Que ce soit par l'intermédiaire de programmes universitaires, d'associations professionnelles, d'organismes de soins de santé ou de plateformes d'apprentissage en ligne, les infirmières ont accès à un large éventail de possibilités d'apprentissage tout au long de la vie et de développement professionnel, garantissant ainsi leur réussite et leur croissance continues dans le domaine dynamique des soins infirmiers.

Spécialisation et Certification

La spécialisation et la certification offrent aux infirmières la possibilité d'approfondir leurs connaissances, leurs compétences et leur expertise dans des domaines spécifiques de la pratique infirmière, améliorant ainsi leurs perspectives de carrière, leur satisfaction au travail et les résultats des soins aux patients. Dans le domaine dynamique et diversifié des soins infirmiers, la spécialisation permet aux infirmières de se concentrer sur des domaines d'intérêt ou de passion, de développer des compétences avancées et de poursuivre des cheminements de carrière alignés sur leurs objectifs professionnels. La certification fournit une reconnaissance formelle des connaissances et des compétences spécialisées des infirmières, démontrant leur engagement envers l'excellence et la qualité des soins. Dans ce chapitre, nous explorerons l'importance de la spécialisation et de la certification en soins infirmiers, les options de spécialisation disponibles et les avantages d'obtenir une certification dans une spécialité infirmière.

La spécialisation en soins infirmiers consiste à se concentrer sur un domaine de pratique ou une population spécifique, comme la pédiatrie, l'oncologie, les soins intensifs ou les soins infirmiers psychiatriques et en santé mentale. Les infirmières peuvent poursuivre leur spécialisation par diverses voies, notamment des programmes de formation formelle, une expérience clinique, des opportunités de développement professionnel et une certification dans une spécialité infirmière. La spécialisation permet aux infirmières de développer une expertise dans un domaine d'intérêt particulier, d'adapter leur pratique aux besoins uniques de populations de patients spécifiques et de faire progresser leur carrière dans des rôles et des contextes spécialisés.

Une voie d'accès à la spécialisation en soins infirmiers consiste à suivre des programmes de formation formelle, tels que des programmes menant à un diplôme d'études supérieures ou des programmes de certificat d'études supérieures dans les spécialités infirmières. Ces programmes offrent des cours approfondis, des expériences cliniques et une formation spécialisée dans des domaines tels que l'infirmière praticienne, l'infirmière formatrice, l'infirmière leader ou l'infirmière chercheuse, préparant les infirmières à des rôles de pratique avancée dans le domaine de spécialité de leur choix. Les diplômés des programmes d'enseignement spécialisé possèdent les connaissances, les aptitudes et les compétences nécessaires pour prodiguer des soins avancés, diriger des initiatives d'amélioration de la qualité et contribuer aux progrès de la pratique infirmière.

Une autre voie vers la spécialisation en soins infirmiers passe par l'expérience clinique et les opportunités de développement professionnel. Les infirmières peuvent acquérir des connaissances et des compétences spécialisées grâce à une expérience pratique de travail dans des contextes cliniques spécifiques, tels que les unités de soins intensifs, les services d'urgence, les salles d'opération ou les cliniques spécialisées. La formation continue, les ateliers, les séminaires et les conférences offrent également aux infirmières la possibilité d'approfondir leurs connaissances et leur expertise dans des domaines d'intérêt spécifiques, tels que le soin des plaies, la gestion du diabète ou les soins infirmiers palliatifs.

La certification dans les spécialités infirmières offre une reconnaissance formelle des connaissances, des aptitudes et des compétences spécialisées des infirmières dans des domaines de pratique spécifiques. La certification est décernée par des organisations professionnelles ou des organismes de certification qui administrent des examens pour évaluer les connaissances et les compétences des infirmières dans leur domaine de spécialité. Les infirmières qui réussissent les examens de certification obtiennent des titres de compétences tels que celui d'infirmière pédiatrique certifiée (CPN), d'infirmière certifiée en soins intensifs (CCRN) ou d'infirmière éducatrice certifiée (CNE), en fonction de leur domaine de spécialité et de leur niveau de pratique.

Devenir certifié dans une spécialité infirmière offre de nombreux avantages aux infirmières, notamment une reconnaissance professionnelle, des opportunités d'avancement de carrière et une satisfaction accrue au travail. La certification démontre l'engagement des infirmières envers l'excellence et la qualité des soins, renforçant ainsi leur crédibilité et leur réputation auprès de leurs collègues, des employeurs et des patients. Les infirmières certifiées peuvent également avoir accès à des opportunités d'emploi mieux rémunérées, à des rôles de leadership et à des postes spécialisés qui nécessitent une certification comme condition préalable à l'emploi.

En plus de la reconnaissance professionnelle et de l'avancement de carrière, la certification dans une spécialité infirmière favorise l'apprentissage continu et le développement professionnel. Les infirmières certifiées sont tenues de maintenir leurs titres de compétences grâce à la formation continue, aux activités de développement professionnel et aux examens périodiques de recertification, en veillant à rester au courant des progrès dans leur domaine de spécialité et à maintenir leurs compétences dans leur pratique. La certification favorise également une culture d'excellence et de responsabilité au sein de la pratique infirmière, encourageant les infirmières à s'efforcer d'obtenir une amélioration continue et des soins de qualité.

En résumé, la spécialisation et la certification offrent aux infirmières la possibilité d'approfondir leurs connaissances, leurs compétences et leur expertise dans des domaines spécifiques de la pratique infirmière, améliorant ainsi leurs perspectives de carrière, leur satisfaction au travail et les résultats des soins aux patients. En poursuivant leur spécialisation grâce à des programmes de formation formels, une expérience clinique et des opportunités de développement professionnel, les infirmières peuvent adapter leur pratique à leurs intérêts et objectifs, tandis que la certification fournit une reconnaissance formelle de leurs connaissances et compétences spécialisées. Que ce soit grâce à une formation avancée, une expérience clinique ou une certification dans une spécialité infirmière, les infirmières disposent de nombreuses voies de spécialisation et de croissance professionnelle, garantissant leur succès et leur impact continus dans le domaine dynamique des soins infirmiers.

L'avancement de carrière

L'avancement de carrière en soins infirmiers englobe un éventail d'opportunités de croissance, de développement et de réussite professionnels. Les infirmières ont le potentiel de poursuivre des cheminements de carrière diversifiés, allant de la pratique clinique et des rôles de leadership à l'éducation, à la recherche et aux spécialités de pratique avancée. L'avancement de carrière permet aux infirmières d'élargir leurs connaissances, leurs compétences et leurs responsabilités, d'atteindre leurs objectifs personnels et professionnels et d'avoir un impact significatif sur les soins aux patients et la prestation des soins de santé. Dans ce chapitre, nous explorerons l'importance de l'avancement professionnel en soins infirmiers, les voies d'avancement disponibles et les stratégies pour réussir dans sa carrière d'infirmière.

L'avancement de carrière en soins infirmiers est essentiel pour que les infirmières puissent atteindre leur plein potentiel, maximiser leur contribution aux soins de santé et atteindre leur épanouissement personnel et professionnel. Progresser dans une carrière d'infirmière peut impliquer de rechercher des opportunités de promotion, d'assumer des rôles de leadership, d'acquérir des diplômes ou des certifications avancés, de se spécialiser dans un domaine de pratique particulier ou de faire la transition vers de nouveaux rôles ou contextes. Quel que soit le cheminement spécifique choisi, l'avancement de carrière offre aux infirmières la possibilité de grandir, d'apprendre et de faire une différence positive dans la vie de leurs patients et de leurs communautés.

L'une des voies d'avancement de carrière en soins infirmiers consiste à poursuivre des études et une formation avancées. Les infirmières peuvent faire progresser leur carrière en obtenant des diplômes supérieurs, tels qu'une maîtrise en sciences infirmières (MSN) ou un doctorat en pratique infirmière (DNP), qui les préparent à des rôles de pratique avancée, à des postes de direction ou à des domaines spécialisés de la pratique infirmière. Les diplômes supérieurs fournissent aux infirmières les connaissances, les compétences et les références nécessaires pour assumer de plus grandes responsabilités, diriger des initiatives d'amélioration de la qualité et influencer les politiques et les pratiques de soins de santé.

Une autre voie d'évolution de carrière consiste à acquérir des certifications spécialisées en soins infirmiers. La certification démontre l'expertise et la compétence des infirmières dans des domaines de pratique spécifiques, tels que les soins intensifs, l'oncologie, la pédiatrie ou la gérontologie. En devenant certifiées dans une spécialité infirmière, les infirmières peuvent renforcer leur crédibilité, élargir leurs opportunités de carrière et augmenter leur potentiel de revenus. La certification signifie également l'engagement des infirmières envers l'excellence et la qualité des soins, favorisant une culture de professionnalisme et de responsabilité au sein de la pratique infirmière.

Progresser dans sa carrière d'infirmière peut également impliquer d'assumer des rôles et des responsabilités de leadership. Les infirmières peuvent rechercher des opportunités de leadership au sein de leur organisation de soins de santé, telles qu'infirmière gestionnaire, coordonnatrice clinique ou directrice des soins infirmiers, où elles peuvent superviser des équipes, gérer des ressources et mettre en œuvre des initiatives stratégiques pour améliorer les soins et les résultats des patients. Les rôles de leadership offrent aux infirmières la possibilité d'influencer la culture organisationnelle, de susciter le changement et de défendre les besoins des patients et du personnel infirmier.

En plus des rôles cliniques et de leadership traditionnels, les infirmières peuvent également faire progresser leur carrière en occupant des postes dans l'éducation, la recherche et l'administration des soins de santé. Les éducateurs en soins infirmiers jouent un rôle essentiel dans la préparation de la prochaine génération d'infirmières, en enseignant aux étudiants dans des milieux universitaires, cliniques ou dans des programmes de formation continue. Les infirmières chercheuses contribuent à l'avancement de la science infirmière et de la pratique fondée sur des données probantes en menant des études de recherche, en publiant des résultats et en traduisant la recherche en pratique. Les administrateurs de soins de santé supervisent les opérations des organismes de santé, gèrent les budgets et les ressources et élaborent des stratégies pour améliorer la prestation des soins aux patients et les résultats.

Les stratégies pour progresser dans la carrière des infirmières comprennent l'établissement d'objectifs clairs, la recherche d'opportunités de développement professionnel, le réseautage avec des collègues et des mentors et l'élargissement continu de ses connaissances et de ses compétences. Les infirmières doivent identifier leurs forces, leurs intérêts et leurs aspirations professionnelles et élaborer un plan pour atteindre leurs objectifs par l'éducation, la formation et l'apprentissage expérientiel. Le réseautage avec des collègues, la participation à des conférences et l'adhésion à des associations professionnelles peuvent également offrir de précieuses opportunités d'apprentissage, de croissance et d'avancement de carrière.

En résumé, l'avancement de carrière en soins infirmiers offre aux infirmières la possibilité de grandir, de se développer et de réaliser leur plein potentiel dans le domaine des soins de santé. Qu'il s'agisse d'une formation avancée, d'une certification, de rôles de leadership ou de domaines de pratique spécialisés, les infirmières disposent de nombreuses voies pour faire progresser leur carrière et avoir un impact significatif sur les soins aux patients et la prestation des soins de santé. En fixant des objectifs clairs, en recherchant des opportunités de développement professionnel et en développant continuellement leurs connaissances et leurs compétences, les infirmières peuvent se positionner pour réussir et s'épanouir dans leur carrière d'infirmière.

Comprendre le permis d'exercice d'infirmière

Le permis d'exercice d'infirmière est un élément essentiel de la surveillance réglementaire de la profession infirmière, garantissant que les infirmières satisfont aux normes établies de compétence et de pratique pour protéger la santé et la sécurité publiques. Le permis d'exercice accorde aux individus l'autorisation légale d'exercer les soins infirmiers dans un champ de pratique défini et est généralement administré par des organismes de réglementation ou des conseils de soins infirmiers au niveau de l'État ou de la province. Comprendre le permis d'exercice d'infirmière est essentiel pour les infirmières, les étudiants en soins infirmiers, les employeurs et les autres parties prenantes du système de santé, car il établit les bases de la responsabilité professionnelle, de l'assurance qualité et de la protection des patients.

Le processus d'obtention d'un permis d'exercice en soins infirmiers implique généralement de suivre un programme de formation formelle en soins infirmiers, de réussir un examen d'autorisation standardisé et de satisfaire à d'autres exigences établies par les organismes de réglementation ou les conseils des sciences infirmières. Les programmes de formation en soins infirmiers peuvent varier en longueur et en format, allant des programmes menant à un diplôme offerts par les hôpitaux aux programmes d'associé, de baccalauréat ou d'études supérieures offerts par des collèges ou des universités. Quel que soit le type de programme, les programmes de formation infirmière sont conçus pour préparer les étudiants à la pratique infirmière de niveau débutant en fournissant un enseignement dans les domaines fondamentaux des connaissances, des aptitudes et des compétences infirmières.

Après avoir terminé un programme de formation en soins infirmiers, les individus doivent réussir un examen d'autorisation pour obtenir le permis d'exercer la profession d'infirmière. L'examen d'autorisation pour les infirmières autorisées (IA) dans de nombreux pays est l'examen d'autorisation du Conseil national pour les infirmières autorisées (NCLEX-RN), qui est administré par les organismes de réglementation ou les conseils des infirmières. Le NCLEX-RN est un examen informatisé à choix multiples qui évalue les connaissances et les compétences du candidat dans des domaines tels que l'environnement de soins sûr et efficace, la promotion et le maintien de la santé, l'intégrité psychosociale et l'intégrité physiologique. Après avoir réussi le NCLEX-RN, les individus obtiennent un permis pour exercer en tant qu'infirmières autorisées (IA) dans la juridiction de l'autorité délivrant les permis.

En plus de suivre un programme de formation en soins infirmiers et de réussir un examen d'autorisation, les personnes souhaitant obtenir un permis d'infirmière doivent également satisfaire à d'autres exigences établies par les organismes de réglementation ou les conseils des sciences infirmières. Ces exigences peuvent inclure la vérification des antécédents criminels, la prise d'empreintes digitales, la vérification de l'éducation et de la formation et la présentation de documents démontrant la conformité aux réglementations relatives aux permis d'exercice. Les organismes de réglementation ou les conseils des sciences infirmières peuvent également exiger des infirmières qu'elles renouvellent périodiquement leur permis en remplissant les exigences de formation continue, en payant les frais de renouvellement et en répondant à d'autres critères pour démontrer leur compétence et leur aptitude à exercer.

Le permis d'exercice en soins infirmiers repose sur le principe de surveillance réglementaire, qui implique l'établissement et l'application de normes de pratique pour protéger le public contre les soins infirmiers dangereux ou incompétents. Les organismes de réglementation ou les conseils des soins infirmiers sont chargés de fixer les exigences d'autorisation d'exercer, d'élaborer et d'administrer les examens d'autorisation, de délivrer et de renouveler les autorisations, d'enquêter sur les plaintes ou les allégations de mauvaise conduite et de prendre des mesures disciplinaires contre les infirmières qui enfreignent les règlements d'autorisation d'exercice. En réglementant la pratique des soins infirmiers, les organismes de réglementation veillent à ce que les infirmières respectent les normes éthiques, suivent les lignes directrices de pratique fondées sur des données probantes et maintiennent leurs compétences dans leur rôle afin de fournir des soins sûrs et de qualité aux patients.

Le champ d'exercice des infirmières autorisées est défini par les organismes de réglementation ou les conseils des sciences infirmières et peut varier en fonction de facteurs tels que la préparation pédagogique, l'expérience et les certifications ou titres de compétences supplémentaires. Les infirmières autorisées (IA) sont généralement autorisées à évaluer les patients, à élaborer des plans de soins infirmiers, à administrer des médicaments et des traitements, à effectuer des interventions infirmières, à collaborer avec d'autres membres de l'équipe de soins et à fournir une éducation et un soutien aux patients. Les infirmières auxiliaires autorisées (IAA) ou les infirmières professionnelles autorisées (LVN) ont un champ d'exercice plus limité, qui peut inclure des tâches telles que la prise de signes vitaux, la prestation de soins infirmiers de base et l'administration de médicaments sous la supervision d'infirmières autorisées ou de médecins.

Un permis d'exercice d'infirmière est essentiel pour garantir la qualité et la sécurité des soins infirmiers fournis aux patients et aux communautés. En établissant des normes d'exercice, des exigences en matière de compétence et des mécanismes de surveillance réglementaire, le permis d'exercer en soins infirmiers protège le public contre tout préjudice et favorise la confiance dans la profession infirmière. Les infirmières, les employeurs, les décideurs politiques et les autres parties prenantes du système de santé ont la responsabilité partagée de faire respecter les réglementations relatives à l'autorisation d'exercer, de soutenir le développement professionnel continu et de plaider en faveur de politiques et de pratiques qui favorisent l'excellence dans la pratique infirmière et les soins aux patients.

Naviguer dans les politiques du lieu de travail

Dans l'environnement complexe des soins de santé, les politiques sur le lieu de travail servent de lignes directrices essentielles qui régissent le comportement, les attentes et les responsabilités au sein des organisations de soins de santé. Il est crucial pour les infirmières de naviguer dans les politiques du lieu de travail afin de garantir la conformité, le professionnalisme et la conduite éthique dans leur pratique quotidienne. Comprendre et adhérer aux politiques du lieu de travail favorise non seulement la sécurité des patients et la qualité des soins, mais favorise également un environnement de travail positif et protège les droits et le bien-être des infirmières. Dans ce chapitre, nous explorerons l'importance de naviguer dans les politiques du lieu de travail, les domaines clés couverts par les politiques du lieu de travail et les stratégies pour appliquer efficacement les politiques du lieu de travail dans la pratique infirmière.

Les politiques sur le lieu de travail englobent un large éventail de sujets, notamment la conduite professionnelle, les droits et la vie privée des patients, les protocoles de sécurité, les mesures de contrôle des infections, les normes de documentation, les procédures d'administration des médicaments et les directives éthiques. Ces politiques sont élaborées et mises en œuvre par les organismes de santé pour promouvoir la cohérence, la responsabilité et le respect des normes réglementaires et des meilleures pratiques. Les infirmières doivent se familiariser avec les politiques du lieu de travail pertinentes à leur milieu de pratique et à leur rôle et adhérer à ces politiques dans leur travail quotidien.

Un domaine critique couvert par les politiques sur le lieu de travail est la conduite professionnelle et l'éthique. Les politiques sur le lieu de travail décrivent généralement les attentes en matière de comportement professionnel, de communication et de relations interpersonnelles entre les membres de l'équipe de soins, les patients et les familles. Les infirmières doivent faire preuve de respect, d'intégrité et de sensibilité culturelle dans leurs interactions avec les autres, maintenir la confidentialité et l'intimité dans les soins aux patients et adhérer à des principes éthiques tels que la bienfaisance, la non-malfaisance, l'autonomie et la justice. Comprendre et appliquer les lignes directrices éthiques dans la pratique infirmière est essentiel pour maintenir la confiance des patients, des collègues et de la communauté.

Les droits et la vie privée des patients sont également abordés dans les politiques sur le lieu de travail afin de garantir la protection de la confidentialité, de la dignité et de l'autonomie des patients. Les infirmières sont responsables de la protection des informations personnelles sur la santé des patients, du respect des exigences légales et réglementaires telles que la Health Insurance Portability and Accountability Act (HIPAA) et de l'obtention du consentement éclairé pour le traitement, les procédures et la participation à la recherche. Les politiques du lieu de travail peuvent décrire les procédures d'accès et de divulgation des informations sur les patients, le maintien de la confidentialité des dossiers de santé électroniques et le traitement des violations de la vie privée ou de la confidentialité des patients.

Les protocoles de sécurité et les mesures de contrôle des infections sont des éléments essentiels des politiques sur le lieu de travail visant à prévenir les accidents, les blessures et la propagation des maladies infectieuses dans les établissements de soins de santé. Les infirmières doivent adhérer aux procédures de sécurité établies, telles qu'une bonne hygiène des mains, l'utilisation d'équipements de protection individuelle (EPI), des techniques de manipulation sûres des patients et des protocoles de manipulation de matières dangereuses ou d'urgences médicales. Les politiques sur le lieu de travail peuvent également aborder la préparation aux situations d'urgence, la réponse aux catastrophes et les protocoles de signalement des problèmes ou des incidents de sécurité.

Les normes de documentation constituent un autre aspect important des politiques sur le lieu de travail qui régissent l'enregistrement, le stockage et la récupération des informations sur les patients et des données cliniques. Les infirmières sont responsables de conserver une documentation précise, opportune et complète des évaluations des patients, des interventions, des réponses au traitement et d'autres informations pertinentes dans le dossier médical. Les politiques du lieu de travail peuvent décrire les exigences en matière de documentation, les lignes directrices pour les pratiques de cartographie et les procédures pour documenter les incidents, les erreurs ou les événements indésirables. Le respect des normes de documentation est essentiel pour garantir la continuité des soins, la communication entre les prestataires de soins de santé et la responsabilité juridique.

Les procédures d'administration des médicaments sont régies par les politiques du lieu de travail afin de promouvoir des pratiques de médication sûres et efficaces et de prévenir les erreurs de médication. Les infirmières sont chargées de vérifier les commandes de médicaments, de préparer et d'administrer les médicaments avec précision, de surveiller les patients pour déceler les effets indésirables des médicaments et de documenter de manière appropriée l'administration des médicaments. Les politiques du lieu de travail peuvent spécifier des protocoles pour le bilan comparatif des médicaments, les procédures de double vérification, le stockage et la manipulation des médicaments et la réponse aux erreurs de médicaments ou aux événements indésirables. Le respect des politiques d'administration des médicaments réduit le risque d'erreurs médicamenteuses, d'événements indésirables liés aux médicaments et de préjudices pour les patients.

En résumé, il est essentiel pour les infirmières de s'y retrouver dans les politiques du lieu de travail afin de garantir la conformité, le professionnalisme et la conduite éthique dans leur pratique. Les politiques sur le lieu de travail couvrent un large éventail de sujets, notamment la conduite professionnelle, les droits et la vie privée des patients, les protocoles de sécurité, les mesures de contrôle des infections, les normes de documentation et les procédures d'administration des médicaments. Les infirmières doivent se familiariser avec les politiques du lieu de travail pertinentes à leur milieu de pratique et à leur rôle et adhérer à ces politiques dans leur travail quotidien afin de promouvoir la sécurité des patients, la qualité des soins et la pratique éthique. L'application efficace des politiques sur le lieu de travail nécessite une formation, une communication et une collaboration continues entre les membres de l'équipe de soins de santé pour garantir la cohérence, la responsabilité et le respect des normes réglementaires et des meilleures pratiques.

Faire face à des patients difficiles

Gérer les interactions avec des patients difficiles est un aspect inévitable de la pratique infirmière qui nécessite de la patience, de l'empathie et des compétences de communication efficaces. Les patients difficiles peuvent présenter une gamme de comportements, tels que l'agitation, l'agressivité, le non-respect ou l'exigence, qui peuvent mettre à l'épreuve la capacité des infirmières à prodiguer des soins empreints de compassion et à maintenir les limites professionnelles. Faire face à des patients difficiles nécessite que les infirmières abordent chaque situation avec compréhension, assurance et engagement à promouvoir des résultats positifs pour le patient et l'équipe soignante. Dans ce chapitre, nous explorerons des stratégies pour gérer efficacement les interactions difficiles avec les patients sans compromettre les soins aux patients ou l'intégrité professionnelle.

L'une des stratégies les plus importantes pour gérer les patients difficiles consiste à aborder chaque interaction avec empathie et sans jugement. Les comportements difficiles proviennent souvent de facteurs sous-jacents tels que la douleur, la peur, l'anxiété, la confusion ou des expériences passées, qui peuvent être exacerbés par le stress de la maladie ou de l'hospitalisation. En faisant preuve d'empathie et de compréhension, les infirmières peuvent établir des relations avec des patients difficiles, valider leurs sentiments et leurs préoccupations et établir les bases d'une communication et d'une collaboration efficaces. Prendre le temps d'écouter activement, de reconnaître le point de vue des patients et de valider leurs émotions peut aider à désamorcer les situations tendues et à favoriser un sentiment de confiance et de coopération.

Une communication efficace est essentielle pour gérer les interactions difficiles avec les patients et résoudre les conflits de manière constructive. Les infirmières doivent s'efforcer de communiquer clairement, calmement et avec assurance avec les patients difficiles, en utilisant un langage respectueux, non conflictuel et non menaçant. Fixer des attentes, des limites et des limites claires en matière de comportement peut aider à gérer les attentes difficiles des patients et à empêcher les malentendus ou les conflits de dégénérer. Les infirmières doivent également utiliser des techniques d'écoute active, telles que la paraphrase, la synthèse et la réflexion, pour faire preuve d'empathie et assurer une compréhension mutuelle lors des interactions avec des patients difficiles.

Le maintien des limites professionnelles est essentiel lorsqu'on s'occupe de patients difficiles afin de protéger le bien-être des infirmières et d'assurer la sécurité et l'intégrité des soins aux patients. Les infirmières doivent établir des limites claires avec les patients difficiles concernant un comportement acceptable, une communication appropriée et le respect de l'espace personnel et de la vie privée. Fixer des limites aux comportements perturbateurs ou abusifs, appliquer les politiques et procédures de l'établissement et impliquer la sécurité ou d'autres membres de l'équipe de soins si nécessaire peut aider à gérer les patients difficiles tout en maintenant un environnement sûr et thérapeutique pour toutes les personnes impliquées. Les infirmières devraient également demander le soutien de collègues, de superviseurs ou de professionnels de la santé mentale si elles se sentent dépassées ou menacées par des interactions difficiles avec les patients.

La collaboration avec l'équipe soignante est essentielle pour gérer efficacement les interactions difficiles avec les patients et garantir des soins complets aux patients ayant des besoins complexes. Les infirmières doivent travailler en collaboration avec des médecins, d'autres infirmières, des travailleurs sociaux, des professionnels de la santé mentale et du personnel de soutien pour élaborer des plans de soins individualisés, résoudre les problèmes sous-jacents qui contribuent aux comportements difficiles et mettre en œuvre des stratégies pour gérer les situations difficiles. Les réunions d'équipe multidisciplinaires, les conférences de cas ou les séances de débriefing peuvent offrir des opportunités de partage d'idées, de résolution de problèmes et de coordination des soins pour les patients difficiles dans toutes les disciplines et milieux de soins.

Les soins personnels sont essentiels pour que les infirmières maintiennent leur résilience et leur bien-être face à des patients difficiles et à des situations stressantes dans l'environnement des soins de santé. Les infirmières doivent donner la priorité aux activités de soins personnels telles que l'exercice régulier, un sommeil suffisant, une alimentation saine, des techniques de pleine conscience ou de relaxation, et la participation à des passe-temps ou à des activités qui apportent joie et épanouissement. Prendre des pauses, rechercher le soutien de collègues ou de superviseurs et accéder à des programmes d'aide aux employés ou à des services de conseil peuvent également aider les infirmières à faire face au fardeau émotionnel lié à la gestion d'interactions difficiles avec les patients et à prévenir l'épuisement professionnel ou l'usure de compassion.

En résumé, s'occuper de patients difficiles est un aspect difficile mais inévitable de la pratique infirmière qui nécessite de la patience, de l'empathie et des compétences de communication efficaces. En abordant les interactions difficiles avec les patients avec empathie, communication claire et assurance, les infirmières peuvent instaurer la confiance, gérer les attentes et promouvoir des résultats positifs pour les patients et l'équipe soignante. Le maintien des limites professionnelles, la collaboration avec l'équipe de soins et la priorité aux soins personnels sont des stratégies essentielles pour gérer les interactions difficiles avec les patients tout en préservant le bien-être des infirmières et en garantissant la prestation de soins de haute qualité centrés sur le patient.

Résolution de conflit

Les conflits font naturellement partie de l'interaction humaine et, dans le milieu des soins de santé, où les émotions sont vives et les enjeux importants, des conflits peuvent surgir entre les professionnels de la santé, les patients, les familles et d'autres parties prenantes. La résolution des conflits est une compétence essentielle pour les infirmières, car elle permet de gérer efficacement les désaccords et de promouvoir des résultats positifs pour toutes les personnes impliquées. En employant des techniques de communication, une écoute active, de l'empathie et des stratégies de résolution de problèmes, les infirmières peuvent gérer les conflits de manière constructive et maintenir un environnement favorable aux soins des patients. Dans ce chapitre, nous explorerons l'importance de la résolution des conflits en soins infirmiers, les principes clés de la résolution des conflits et les stratégies pour gérer efficacement les conflits dans le milieu des soins de santé.

La résolution des conflits est essentielle dans la pratique infirmière pour promouvoir la collaboration, le travail d'équipe et une communication efficace entre les professionnels de la santé, conduisant finalement à de meilleurs résultats pour les patients. Les conflits peuvent surgir de différences dans les valeurs, les styles de communication, les priorités ou les objectifs et, s'ils ne sont pas résolus, ils peuvent avoir un impact négatif sur les soins aux patients, le moral de l'équipe et l'efficacité organisationnelle. Les infirmières jouent un rôle crucial dans le traitement et la résolution des conflits dans le milieu des soins de santé, car elles sont souvent à l'avant-garde des soins aux patients et interagissent avec plusieurs membres de l'équipe de soins.

L'un des principes clés de la résolution des conflits est d'aborder les conflits avec un esprit ouvert et une volonté d'écouter et de comprendre différentes perspectives. Les infirmières doivent s'efforcer de créer un environnement sûr et favorable à un dialogue ouvert, dans lequel toutes les parties se sentent entendues, respectées et valorisées. Les techniques d'écoute active, telles que la paraphrase, la synthèse et la réflexion, peuvent aider les infirmières à dissiper les malentendus, à identifier les préoccupations sous-jacentes et à valider les émotions des personnes impliquées dans le conflit. En faisant preuve d'empathie et de compréhension, les infirmières peuvent établir des relations et une confiance avec les parties en conflit, jetant ainsi les bases d'une résolution collaborative des problèmes.

Une communication efficace est essentielle pour résoudre les conflits dans la pratique infirmière. Les infirmières doivent utiliser une communication claire, affirmée et respectueuse lorsqu'elles abordent des conflits, en se concentrant sur le comportement ou le problème en question plutôt que de formuler des attaques ou des jugements personnels. Utiliser des déclarations « je » pour exprimer des sentiments, des perspectives et des besoins peut aider les infirmières à s'affirmer avec assurance et à éviter une escalade des conflits. Les infirmières doivent également encourager une communication ouverte, une participation active et un respect mutuel entre les parties en conflit, en favorisant une atmosphère de collaboration où les préoccupations peuvent être abordées et les solutions explorées ensemble.

Un autre principe de résolution des conflits consiste à se concentrer sur des objectifs et des intérêts communs plutôt que sur des positions ou des différences. Les infirmières doivent chercher à identifier les objectifs et les priorités partagés entre les parties en conflit, comme fournir des soins de qualité aux patients, garantir la sécurité des patients ou améliorer le travail d'équipe et la communication. En se concentrant sur un terrain d'entente et des valeurs partagées, les infirmières peuvent faciliter la collaboration et les compromis, conduisant à des solutions mutuellement acceptables qui répondent aux besoins et préoccupations sous-jacents de toutes les personnes impliquées. Réfléchir à des solutions créatives, explorer des alternatives et rechercher des résultats gagnant-gagnant peuvent aider à résoudre efficacement les conflits tout en préservant les relations et en favorisant des résultats positifs pour les patients et l'équipe soignante.

La résolution des conflits en soins infirmiers nécessite également la capacité de gérer les émotions et de désamorcer efficacement les situations tendues. Les infirmières doivent rester calmes, posées et professionnelles lorsqu'elles abordent des conflits, même face à la colère, à la frustration ou à l'agression des autres. L'utilisation de techniques telles que la respiration profonde, la pleine conscience ou la visualisation peut aider les infirmières à rester centrées et concentrées lors de rencontres stressantes. Les infirmières doivent également fixer des limites, appliquer les politiques de l'établissement et impliquer le personnel ou les ressources de soutien appropriés, tels que des superviseurs, des professionnels de la sécurité ou de la santé mentale, lorsque les conflits dégénèrent au-delà de leur capacité à gérer de manière indépendante.

En résumé, la résolution des conflits est une compétence essentielle pour permettre aux infirmières de gérer les désaccords et de promouvoir des résultats positifs dans le milieu des soins de santé. En abordant les conflits avec ouverture, empathie et communication affirmée, les infirmières peuvent créer un environnement favorable pour répondre aux préoccupations, instaurer la confiance et favoriser la collaboration entre les professionnels de la santé, les patients et les familles. En se concentrant sur des objectifs communs, en écoutant activement différents points de vue et en recherchant des solutions gagnant-gagnant, les infirmières peuvent résoudre les conflits efficacement tout en préservant leur intégrité professionnelle et en promouvant des soins de qualité aux patients.

Situations d'urgence

Les situations d'urgence sont des événements imprévisibles qui nécessitent une réponse rapide et efficace pour prévenir les dommages, préserver la vie et garantir la sécurité et le bien-être des personnes dans le besoin. Dans les établissements de soins de santé, les infirmières jouent un rôle essentiel dans la gestion des situations d'urgence, car elles sont souvent les premières à répondre aux urgences médicales et sont formées pour évaluer, intervenir et coordonner les soins dans des situations de stress élevé. Comprendre les protocoles de préparation aux situations d'urgence, maintenir les compétences cliniques et collaborer avec l'équipe de soins sont essentiels pour que les infirmières puissent répondre efficacement aux urgences et prodiguer des soins optimaux aux patients. Dans ce chapitre, nous explorerons l'importance de la préparation aux situations d'urgence dans la pratique infirmière, les principes clés des interventions d'urgence et les stratégies permettant de gérer efficacement les situations d'urgence.

La préparation aux situations d'urgence est la pierre angulaire de la pratique infirmière, car les infirmières ont la responsabilité de répondre aux urgences médicales et de prodiguer des soins opportuns et appropriés aux patients en crise. Les infirmières doivent connaître les protocoles, les procédures et l'équipement d'urgence dans leur établissement de soins de santé, ainsi qu'être formées aux réanimations de base (BLS), aux réanimation cardiaques avancées (ACLS) et à d'autres interventions d'urgence pertinentes. Une formation, des exercices et des simulations réguliers sont essentiels pour maintenir les compétences cliniques et la préparation à répondre efficacement aux urgences.

L'un des principes clés des interventions d'urgence est de donner la priorité à la sécurité et à la stabilisation des patients lors d'une situation d'urgence. Les infirmières doivent évaluer les lieux rapidement, assurer la sécurité personnelle et prioriser les interventions en fonction de l'état du patient et de ses besoins immédiats. Les principaux objectifs des interventions d'urgence sont d'évaluer et de gérer les affections potentiellement mortelles, telles qu'une obstruction des voies respiratoires, des difficultés respiratoires, un arrêt cardiaque ou un traumatisme grave, et de stabiliser l'état du patient afin d'éviter une détérioration supplémentaire et de faciliter le transfert vers des soins définitifs.

Une communication efficace est essentielle dans les situations d'urgence pour garantir une coordination rapide des soins et une utilisation efficace des ressources. Les infirmières doivent communiquer clairement, calmement et avec assurance avec les autres membres de l'équipe soignante, en fournissant des informations essentielles sur l'état du patient, les interventions effectuées et l'assistance nécessaire. La collaboration avec des médecins, des inhalothérapeutes, des ambulanciers paramédicaux et d'autres prestataires de soins de santé permet une évaluation et un traitement multidisciplinaires des patients en crise, optimisant ainsi les résultats et minimisant les délais de soins.

Un autre principe clé des interventions d'urgence est de rester calme, concentré et adaptable dans des situations de stress élevé. Les infirmières doivent gérer leurs émotions, garder leur sang-froid et prioriser efficacement les tâches pour fournir des soins organisés et efficaces en cas d'urgence. L'utilisation d'aides cognitives, telles que des algorithmes d'urgence, des listes de contrôle ou des mnémoniques, peut aider les infirmières à mémoriser des informations critiques et des interventions sous pression, réduisant ainsi le risque d'erreurs ou d'omissions dans les soins. Les infirmières doivent également déléguer des tâches selon les besoins, mobiliser des ressources et réévaluer fréquemment l'état du patient pour ajuster les interventions si nécessaire.

En plus de gérer les soins aux patients en cas d'urgence, les infirmières doivent également répondre aux besoins émotionnels et psychologiques des patients, des familles et des collègues touchés par la crise. Fournir un soutien émotionnel, du réconfort et des informations aux patients et à leurs familles peut aider à atténuer l'anxiété, la peur et l'incertitude lors de situations stressantes. Les infirmières doivent également faire un débriefing avec leurs collègues, participer à des débriefings sur la gestion du stress en cas d'incident critique (CISM) et accéder aux ressources de soutien nécessaires pour traiter leurs propres émotions et expériences liées à l'urgence.

En résumé, les situations d'urgence exigent que les infirmières réagissent rapidement, de manière décisive et collaborative pour assurer la sécurité et le bien-être des patients en crise. En maintenant leur état de préparation aux situations d'urgence, leurs compétences cliniques et leurs compétences en communication efficaces, les infirmières peuvent gérer les urgences efficacement et fournir des soins optimaux aux patients qui en ont besoin. Donner la priorité à la sécurité des patients, rester calme sous pression et répondre aux besoins émotionnels des patients et des collègues sont des principes essentiels des interventions d'urgence qui guident les infirmières dans la prestation de soins compatissants et efficaces lors d'incidents critiques.

Faire face à la mort

En soins infirmiers, rencontrer la mort est un aspect inévitable de la prise en charge de patients souffrant de maladies graves, de maladies chroniques ou de blessures potentiellement mortelles. Les infirmières se trouvent souvent à l'avant-garde des soins de fin de vie, apportant soutien, réconfort et soins empreints de compassion aux patients et à leurs familles en période de perte et de deuil. Faire face à la mort exige que les infirmières gèrent des émotions complexes, communiquent efficacement avec les patients et leurs familles et s'engagent dans des pratiques de soins personnels pour maintenir leur résilience et leur bien-être. Dans ce chapitre, nous explorerons les défis et les responsabilités associés à la gestion du décès dans la pratique infirmière et les stratégies pour fournir des soins de fin de vie de qualité.

Rencontrer la mort peut susciter toute une gamme d'émotions chez les infirmières, notamment la tristesse, le chagrin, la culpabilité et l'anxiété. Les infirmières peuvent nouer des liens étroits avec les patients et leurs familles, ce qui rend la perte d'un patient profondément personnelle et marquante. Il est essentiel que les infirmières reconnaissent et traitent leurs émotions de manière saine, en recherchant le soutien de collègues, de superviseurs ou de services de conseil si nécessaire. Des pratiques de réflexion, telles que la tenue d'un journal, des séances de débriefing ou la participation à des groupes de soutien, peuvent aider les infirmières à faire face au fardeau émotionnel lié à la mort et à prévenir l'épuisement professionnel ou l'usure de compassion.

La communication est un aspect crucial pour fournir des soins de fin de vie empreints de compassion et pour soutenir les patients et leurs familles en période de perte. Les infirmières doivent communiquer ouvertement, honnêtement et avec sensibilité avec les patients et leurs familles au sujet du pronostic du patient, des objectifs de soins et des préférences en matière de traitement de fin de vie. Fournir des informations sur les services de soutien disponibles, les options de soins palliatifs et la planification préalable des soins peut permettre aux patients et à leurs familles de prendre des décisions éclairées concernant leurs soins et de se préparer à la fin de leur vie. Les infirmières doivent également offrir un soutien émotionnel, une écoute active et une validation des sentiments et des préoccupations des patients et de leurs familles, créant ainsi un environnement sûr et favorable pour gérer le deuil et dire au revoir.

Assurer le confort et gérer les symptômes est un aspect central des soins de fin de vie, alors que les infirmières s'efforcent de soulager les souffrances et de promouvoir la dignité et la qualité de vie des patients en fin de vie. Les infirmières doivent évaluer et gérer les symptômes physiques tels que la douleur, la dyspnée, les nausées et l'anxiété à l'aide d'interventions fondées sur des données probantes et d'approches interdisciplinaires des soins palliatifs. Les mesures de confort, telles que le positionnement, le toucher doux, la musique apaisante ou les techniques de relaxation, peuvent contribuer à promouvoir la relaxation et la paix chez les patients et leurs familles pendant le processus de mort. Les infirmières doivent également faciliter les opportunités de soutien spirituel et existentiel, en respectant les croyances et les préférences des patients et des familles en matière de rituels, de prières ou de liens significatifs avec leurs proches.

Soutenir les familles et les proches est un aspect essentiel des soins de fin de vie, alors qu'ils affrontent les aspects émotionnels, pratiques et spirituels de la perte et du deuil. Les infirmières doivent fournir un soutien, une éducation et des conseils continus aux familles tout au long du processus de la mort, en les aidant à comprendre à quoi s'attendre et comment faire face au deuil et à la perte. Encourager les familles à passer du temps de qualité avec leur proche, à exprimer leurs sentiments et à partager leurs souvenirs peut contribuer à faciliter des liens significatifs et à clôturer le processus de la mort. Les infirmières devraient également aider les familles à accéder aux services de soutien, aux conseils et aux ressources de deuil pour faire face au deuil et s'adapter à la vie après la perte d'un être cher.

S'engager dans des pratiques de soins personnels est essentiel pour que les infirmières maintiennent leur résilience et leur bien-être face à la mort dans la pratique infirmière. Les infirmières doivent donner la priorité aux activités de soins personnels telles que l'exercice régulier, un sommeil suffisant, une alimentation saine et des activités de loisirs favorisant la relaxation et le soulagement du stress. Fixer des limites, rechercher le soutien de collègues ou de superviseurs et pratiquer la pleine conscience ou la méditation peuvent aider les infirmières à gérer leurs émotions et à prévenir l'épuisement de compassion ou l'épuisement professionnel. En prenant soin d'elles-mêmes, les infirmières peuvent continuer à prodiguer des soins compatissants et efficaces aux patients et à leurs familles en période de perte et de deuil.

En résumé, faire face à la mort est un aspect difficile mais essentiel de la pratique infirmière qui nécessite de la compassion, de l'empathie et des compétences de communication efficaces. En reconnaissant et en traitant leurs émotions, en communiquant avec sensibilité avec les patients et leurs familles, en assurant le confort et la gestion des symptômes, en soutenant les familles tout au long du processus de deuil et en s'engageant dans des pratiques d'autosoins, les infirmières peuvent fournir des soins et un soutien de fin de vie de qualité aux patients et familles en période de perte et de transition. En honorant la dignité et l'humanité de chaque individu, les infirmières peuvent faire une différence significative dans la vie des personnes confrontées à la mort et au deuil, en leur apportant réconfort, réconfort et espoir pendant les moments les plus difficiles de la vie.

Réflexion personnelle et commentaires

L'autoréflexion et la rétroaction sont des éléments essentiels de la croissance et du développement professionnels dans la pratique infirmière. Grâce à l'autoréflexion, les infirmières peuvent examiner leurs actions, leurs attitudes et leurs croyances, identifier les domaines à améliorer et fixer des objectifs de développement personnel et professionnel. Les commentaires, qu'ils proviennent de collègues, de superviseurs, de patients ou d'auto-évaluations, fournissent des informations et des perspectives précieuses qui aident les infirmières à prendre conscience d'elles-mêmes, à perfectionner leurs compétences et à améliorer la qualité des soins qu'elles prodiguent. Dans ce chapitre, nous explorerons l'importance de l'auto-réflexion et du feedback en soins infirmiers, les stratégies pour s'engager dans l'auto-réflexion et les techniques pour donner et recevoir du feedback efficacement.

L'autoréflexion est un processus d'introspection et d'auto-examen qui permet aux infirmières d'explorer leurs pensées, leurs sentiments et leurs expériences dans la pratique clinique. En prenant le temps de réfléchir à leurs actions, interactions et décisions, les infirmières peuvent mieux comprendre leurs forces, leurs faiblesses et leurs domaines de croissance. L'autoréflexion permet aux infirmières d'identifier des modèles de comportement, de reconnaître les préjugés ou les hypothèses et de se mettre au défi d'adopter de nouvelles perspectives ou approches de soins. S'engager dans l'introspection favorise la conscience de soi, la pensée critique et l'apprentissage continu, améliorant ainsi la capacité des infirmières à prodiguer des soins sûrs, compatissants et culturellement compétents aux patients et aux familles.

Il existe plusieurs stratégies que les infirmières peuvent utiliser pour engager efficacement une auto-réflexion. La tenue d'un journal est une technique courante qui permet aux infirmières de consigner par écrit leurs pensées, leurs expériences et leurs observations, offrant ainsi un espace d'expression et d'exploration. Des invites d'écriture réfléchies, telles que « Qu'est-ce qui s'est bien passé aujourd'hui ? » ou "Qu'aurais-je pu faire différemment?" peut guider les infirmières dans la réflexion sur des aspects spécifiques de leur pratique et dans l'identification des possibilités d'amélioration. Les groupes de discussion entre pairs, les programmes de mentorat ou les ateliers de pratique réflexive offrent également aux infirmières l'occasion de s'engager dans une réflexion structurée, de partager leurs expériences et d'obtenir les idées de leurs collègues.

La rétroaction est un autre outil précieux pour le développement professionnel en soins infirmiers, fournissant aux infirmières des informations sur leur performance, leurs comportements et leur impact sur les autres. Les commentaires peuvent provenir de diverses sources, notamment des collègues, des superviseurs, des patients et de l'auto-évaluation, et peuvent prendre de nombreuses formes, telles que des commentaires verbaux, des évaluations écrites ou des évaluations de performance. Recevoir des commentaires permet aux infirmières d'avoir une idée de leurs points forts et des points à améliorer, de valider leurs efforts et d'identifier les opportunités de croissance et de développement. L'intégration de la rétroaction dans la pratique favorise une culture d'amélioration continue, de responsabilité et d'excellence en soins infirmiers.

Donner du feedback efficacement nécessite de la sensibilité, de la spécificité et des compétences en communication constructive. Lorsqu'elles fournissent de la rétroaction à des collègues ou à des étudiants, les infirmières doivent se concentrer sur des comportements ou des actions spécifiques, plutôt que de faire des généralisations ou des jugements sur leur caractère ou leurs compétences. Les commentaires doivent être opportuns, spécifiques et exploitables, fournissant des exemples concrets et des suggestions d'amélioration. L'utilisation d'un modèle de rétroaction tel que l'approche « sandwich », qui consiste à mélanger des commentaires constructifs entre des commentaires positifs et des encouragements, peut contribuer à atténuer l'impact des critiques et à favoriser la réceptivité aux commentaires.

Recevoir des commentaires avec élégance est une compétence essentielle que les infirmières doivent cultiver, car cela nécessite de l'ouverture, de l'humilité et une volonté d'apprendre et de grandir. Les infirmières doivent aborder le feedback avec un esprit ouvert et un esprit de croissance, en considérant le feedback comme une opportunité d'apprentissage et de développement professionnel plutôt que comme une critique personnelle. L'écoute active, le fait de poser des questions de clarification et d'exprimer son appréciation pour les commentaires reçus peuvent démontrer la réceptivité et la gratitude, favorisant ainsi la confiance et la collaboration avec les fournisseurs de commentaires. Les infirmières doivent également réfléchir aux commentaires reçus, identifier les mesures d'amélioration réalisables et effectuer un suivi auprès des fournisseurs de commentaires pour démontrer les progrès et l'engagement en faveur de la croissance.

En résumé, l'autoréflexion et la rétroaction sont des processus essentiels à la croissance et au développement professionnels dans la pratique infirmière. En s'engageant dans une auto-réflexion, les infirmières peuvent mieux comprendre leurs points forts et les domaines à améliorer, favorisant ainsi la conscience de soi, la pensée critique et l'apprentissage continu. Recevoir des commentaires de collègues, de superviseurs, de patients et une auto-évaluation fournissent des informations et des perspectives précieuses qui aident les infirmières à perfectionner leurs compétences, à améliorer leur pratique et à améliorer la qualité des soins qu'elles prodiguent. En intégrant l'autoréflexion et la rétroaction dans leur pratique, les infirmières peuvent cultiver une culture d'excellence, de responsabilité et d'amélioration continue, garantissant ainsi la prestation de soins sûrs, compatissants et centrés sur le patient.

Rester motivé et passionné

En soins infirmiers, rester motivé et passionné est essentiel pour maintenir l'enthousiasme, la résilience et l'engagement envers la profession malgré les défis et les exigences de la pratique clinique. Les infirmières motivées et passionnées par leur travail sont plus susceptibles de prodiguer des soins de haute qualité, de défendre les besoins des patients et de contribuer positivement à leurs équipes et à leurs organismes de soins de santé. Pour cultiver la motivation et la passion, les infirmières doivent nourrir leur sens du devoir, s'épanouir dans leur travail et donner la priorité aux soins personnels et au bien-être personnel. Dans ce chapitre, nous explorerons des stratégies pour rester motivé et passionné dans la pratique infirmière, même face à l'adversité ou à l'épuisement professionnel.

Une stratégie clé pour rester motivé et passionné en soins infirmiers consiste à renouer avec son sens du but et ses valeurs. Réfléchir aux raisons pour lesquelles on a choisi de poursuivre une carrière en soins infirmiers, comme le désir d'aider les autres, de faire une différence dans la vie des gens ou de contribuer au bien commun, peut raviver la passion et l'enthousiasme pour la profession. Les infirmières qui se sentent en phase avec leurs valeurs et leur mission sont plus susceptibles de trouver un épanouissement et un sens à leur travail, même dans les périodes difficiles, et restent déterminées à prodiguer des soins empreints de compassion et centrés sur le patient.

Favoriser un environnement de travail favorable est essentiel pour maintenir la motivation et la passion dans la pratique infirmière. Les infirmières s'épanouissent dans des environnements où elles se sentent valorisées, respectées et soutenues par leurs collègues, leurs superviseurs et les organismes de soins de santé. Établir des relations positives, cultiver le travail d'équipe et reconnaître et célébrer les réalisations peuvent remonter le moral et créer un sentiment de camaraderie et d'appartenance au sein des équipes infirmières. Les infirmières devraient plaider en faveur de politiques et de pratiques sur le lieu de travail qui favorisent l'équilibre travail-vie personnelle, le développement professionnel et le bien-être des employés, garantissant ainsi une culture de travail positive et solidaire pour tous.

L'apprentissage continu et le développement professionnel sont essentiels pour rester motivé et passionné dans la pratique infirmière. Les infirmières doivent rechercher des opportunités d'apprentissage, de croissance et d'avancement, comme assister à des conférences, obtenir des certifications ou des diplômes supérieurs, participer à des programmes de formation continue ou s'engager dans des activités de recherche et d'érudition. En élargissant leurs connaissances et leurs compétences, les infirmières peuvent se tenir au courant des meilleures pratiques, des technologies innovantes et des interventions fondées sur des données probantes, améliorant ainsi leur efficacité et leur confiance dans leur rôle et maintenant leur enthousiasme pour leur travail.

Une autre stratégie pour rester motivé et passionné en soins infirmiers consiste à donner la priorité aux soins personnels et au bien-être personnel. Les infirmières font souvent passer les besoins des autres avant les leurs, ce qui entraîne un épuisement professionnel, une fatigue de compassion et une diminution de la motivation au fil du temps. Prendre du temps pour des activités de soins personnels telles que l'exercice, la relaxation, les passe-temps et passer du temps avec ses proches est essentiel pour recharger et reconstituer les réserves physiques, émotionnelles et psychologiques. Fixer des limites, pratiquer la pleine conscience ou la méditation et rechercher le soutien de collègues, de superviseurs ou de professionnels de la santé mentale peuvent aider les infirmières à gérer le stress, à prévenir l'épuisement professionnel et à maintenir un équilibre sain entre vie professionnelle et vie privée.

Trouver de la joie et de l'épanouissement dans les moments quotidiens est un moyen puissant de rester motivé et passionné dans la pratique infirmière. Les infirmières doivent se concentrer sur les aspects positifs de leur travail, comme établir des liens avec les patients et leurs familles, assister à des moments de guérison et de rétablissement ou faire une différence significative dans la vie de quelqu'un. Célébrer les petites victoires, exprimer sa gratitude et conserver le sens de l'humour peuvent aider les infirmières à rester résilientes et optimistes face à l'adversité ou aux défis. En adoptant un état d'esprit de gratitude et d'appréciation, les infirmières peuvent cultiver la joie, la résilience et la passion pour leur travail, même dans les circonstances les plus exigeantes.

En résumé, pour rester motivées et passionnées dans la pratique infirmière, les infirmières doivent nourrir leur sens du devoir, cultiver des relations de soutien, donner la priorité à l'apprentissage continu et au développement professionnel, donner la priorité aux soins personnels et au bien-être, et trouver de la joie et de l'épanouissement dans leur travail. En s'alignant sur leurs valeurs, en plaidant pour des environnements de travail favorables et en saisissant les opportunités de croissance et de soins personnels, les infirmières peuvent maintenir leur enthousiasme, leur résilience et leur engagement envers la profession, garantissant ainsi la prestation de soins de haute qualité, empreints de compassion et centrés sur le patient.

Conclusion

En conclusion, le parcours pour devenir infirmière et naviguer dans les complexités de l'environnement des soins de santé est à la fois stimulant et gratifiant. Tout au long de ce guide, nous avons exploré divers aspects de la pratique infirmière, des compétences fondamentales aux concepts avancés, et souligné l'importance de l'apprentissage continu, de l'autoréflexion et de la croissance professionnelle.

En tant qu'infirmières en herbe ou en exercice, il est essentiel de se rappeler l'importance de la compassion, de l'empathie et de la défense des droits dans nos rôles. Qu'elles prodiguent des soins directs aux patients, collaborent avec des équipes interdisciplinaires ou défendent les droits des patients, les infirmières ont un impact profond sur la vie des individus et des communautés.

Nous avons discuté de l'importance de maîtriser les compétences infirmières de base, de comprendre les responsabilités professionnelles et de relever des défis tels que la communication, le travail d'équipe et la prise de décision éthique. De plus, nous avons exploré des stratégies pour gérer les situations difficiles, soutenir les patients et leurs familles en temps de crise et maintenir la motivation et la passion pour la profession infirmière.

En fin de compte, les soins infirmiers sont plus qu'un simple travail : c'est une vocation, une vocation enracinée dans le désir de soulager la souffrance, de promouvoir la santé et d'améliorer la qualité de vie des autres. En incarnant les valeurs de compassion, d'intégrité et d'apprentissage tout au long de la vie, les infirmières peuvent faire une différence significative dans la vie de ceux qu'elles servent et contribuer à l'avancement des soins de santé dans le monde entier.

Alors que vous entamez votre parcours en soins infirmiers ou continuez à progresser dans votre pratique, n'oubliez pas de considérer les défis comme des opportunités de croissance, de rechercher le soutien et le mentorat de vos collègues et mentors, et de ne jamais perdre de vue l'impact que vous avez sur la vie des autres.

Merci de vous joindre à nous pour cette exploration de la pratique infirmière. Puissiez-vous trouver épanouissement, joie et but dans votre parcours en tant qu'infirmière, et puissiez-vous continuer à inspirer et à responsabiliser ceux qui vous entourent grâce à votre passion et votre dévouement à la profession infirmière.